AF569324

Elisabeth Lukas

Durchquerung einer bewegten Zeit

Elisabeth Lukas

Durchquerung einer bewegten Zeit

Acht Jahrzehnte Lebenserfahrung

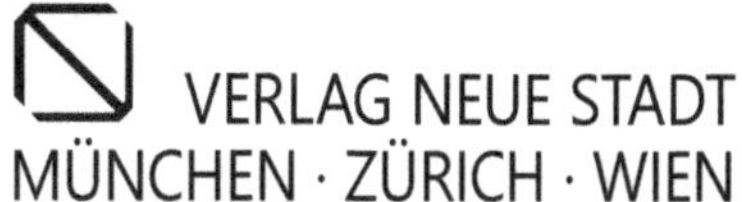
VERLAG NEUE STADT
MÜNCHEN · ZÜRICH · WIEN

Klimaneutral gedruckt. Weil jeder Beitrag zählt.

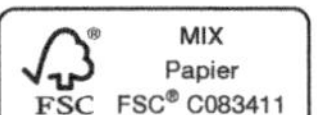

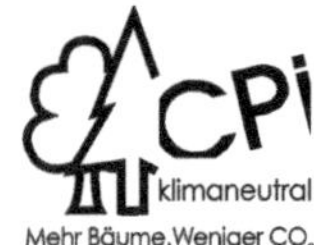

Die Fotos von Elisabeth Lukas auf dem Cover stammen aus dem Elisabeth-Lukas-Archiv (www.elisabeth-lukas-archiv.de). Der Verlag Neue Stadt dankt für die freundliche Abdruckerlaubnis.

2022, 1. Auflage

Gestaltung und Satz: Neue-Stadt-Grafik
Druck: CPI books GmbH, Leck
ISBN 978-3-7346-1298-5

www.neuestadt.com

Inhalt

Der Ernst des Lebens beginnt

Ein Talent wird entdeckt

Produktive Schaffensperiode

Entwicklung zur „Expertin"

Anstrengende Auslandsreisen

Erschütternde Abschiede

Höhen und Tiefen meines Alters

Editorischer Hinweis: Für die vorliegende Publikation wurden die Abschnitte aus früheren Publikationen an einigen Stellen behutsam angepasst.

Vorbemerkung

Viele Autoren flechten an mehr oder weniger versteckten Stellen ihres literarischen Werkes autobiografische Züge ein. Auch in meinen Schriften finden sich vereinzelt welche. Der Eintritt in mein achtzigstes Lebensjahr war ein Anlass, diese zusammenzutragen, mit Zwischentexten zu ergänzen und zu einer Art Lebensrückschau zu verdichten. Wobei ich sagen muss: Mein Leben war begnadet. Ich habe seine lichten Momente genossen und bin an seinen dunklen Momenten gewachsen wie die Pflanzen im Regen. Alles ist gut, so wie es war.

Elisabeth Lukas

Geborgene Kindheit

Die Vorliebe meines Vaters für Sprachen[1]

Jedes Detail aus dem Lebenslauf einer Person kann einen tieferen Sinn in sich bergen, der vielleicht erst zu einem späteren Zeitpunkt offenbar wird. Die Geschichten der Geschöpfe dieser Erde sind miteinander verwoben, keines könnte ohne die anderen sein. Analog vereinen sich die Bausteine unseres Lebens mit denen fremder Schicksale. Würde bloß *ein* Halt gebender Baustein daraus entfernt werden, würde eine ganze Gebäudekette einstürzen.

Das erinnert mich an meinen Vater, der mir erzählt hat, welch wissbegieriges Bürschchen er als Kind (in den 1920er-Jahren) gewesen ist und dass speziell sein Sprachlehrer in der Schule es ihm angetan hatte. Dieser Lehrer konnte die vorgeschriebenen Sprachen so interessant unterrichten, dass mein Vater Spaß daran fand, sich auch noch mit Nicht-Pflicht-Fremdsprachen zu befassen, etwa mit den slawischen, die nicht in der Schule gelehrt wurden. Sein Lehrer ging darauf ein und erteilte meinem Vater in freien Nachmittagsstunden zusätzlichen kostenlosen Unterricht. Auch

---

1 Elisabeth Lukas, „Konzentration und Stille", Profil, München, erw. 3. Auflage 2005, Seite 17–19.

erlaubte er ihm, sich aus seiner reichhaltigen Bibliothek fremdsprachige Bücher auszuleihen.

Alles war mehr oder weniger ein Spiel, eine „Rose", die am Wege duftete und von meinem Vater im „Sturm und Drang" gepflückt wurde, ohne nach einem tieferen Sinn zu fragen. Wie hätte er als Jugendlicher auch ahnen können, wie ernst dieses Spiel einmal werden sollte: 13 Jahre später, als der Zweite Weltkrieg ausbrach und er als einfacher Soldat an die Front geschickt wurde. Zweifellos wäre er in irgendeinem Schützengraben – besser: „Schützengrab" – liegen geblieben, wenn er nicht alsbald aufgrund seiner Sprachkenntnisse von der Front zurückbeordert worden wäre, um an weniger gefährlicher Position Übersetzerdienste zu leisten. Eine Erfahrung aus der Jugendzeit hat meinem Vater das Leben gerettet und ihm gestattet, es an mich weiterzugeben …, sodass auch ich meine Existenz jenem mir unbekannten Sprachlehrer mitzuverdanken habe, der seinerzeit bereit gewesen ist, einen neugierigen Schüler ernst zu nehmen und dessen Wissensdurst unter Hintanstellung der eigenen Freizeit zu stillen.

Oft ahnen wir nichts vom Sinn, schon gar nicht vom Sinn der „Dornen", die uns beim „Rosenpflücken" stechen, und doch kann jedes Detail aus unserem Lebenslauf zu einem bestimmten Zeitpunkt und an einem bestimmten Ort seine große Bedeutung haben; für uns und für die Gemeinschaft, der wir angehören.

Einst hatte ich eine Patientin, die in suizidaler Absicht aus dem Fenster gesprungen war, weil sie glaubte, sie sei nichts wert, sie sei „nichts Besonderes“ und es sei völlig egal, ob sie da sei oder nicht. Aber es war nicht egal, weil sich mit ihrem vorzeitigen Tod der Sinn vieler Geschehnisse ihres Lebens, der auf einen späteren Zeitpunkt hin angelegt gewesen sein mochte, nicht mehr hätte erfüllen können. Wer garantierte ihr denn, dass ihr nicht irgendwann und irgendwo eine Aufgabe zufallen würde, die nur jemand mit *ihren* Erfahrungen erledigen konnte, nur jemand mit *den* „Rosen“ in der Hand, die *sie* gepflückt hatte, oder jemand mit *den* Wunden, die *ihr* die „Dornen“ gerissen haben? Wir wissen oft nicht, wofür etwas gut ist, das mit uns geschieht, aber gut ist es zu wissen, dass alles seinen Sinn haben kann, was mit uns geschieht.

Jedenfalls inspirierte die Erzählung vom Sprachlehrer meines Vaters diese meine Patientin, ehrenamtlich Deutsch-Nachhilfestunden für ausländische Schüler[2] aus ihrem Stadtteil anzubieten. Dabei lernte sie Ali kennen, dessen syrischer Vater keine Zuwanderungserlaubnis bekommen hatte und dessen deutsche Mutter in Syrien ermordet worden war. Der eltern- und heimatlose Ali wollte am liebsten sterben. Ach, wie gut verstand meine Patientin den Jungen! Ihre und seine Sensibilität schwangen auf derselben Wellenlänge. Behutsam schloss sie Freundschaft mit dem Jungen, half ihm aus seiner Krise und integrierte ihn zunehmend in ihre eigene Familie. Als wir unsere therapeutischen Gespräche abschlossen, durfte

2 Um der flüssigen Lesbarkeit willen habe ich in diesem Buch an manchen Stellen auf das Gendern verzichtet und bitte diesbezüglich um Verständnis und Nachsicht.

ich den Jungen kurz sehen. Er hing an seiner neuen Pflegemutter, scherzte mit ihr und neckte sie. „Wissen Sie jetzt, was an Ihnen Besonderes ist?", fragte ich sie. „Oder soll Ali es Ihnen erklären?" „Nicht nötig", winkte sie ab. „Ich habe begriffen, dass auf jeden von uns etwas wartet. Inzwischen weiß ich auch" - und dabei strich sie dem Kind zärtlich über das struppige Haar -, „wer auf mich gewartet hat!"

Dominieren die ersten zwei Lebensjahre?[3]

Hier ist ein Auszug aus einem psychologischen Gutachten über einen 22-jährigen Mopeddieb, das ich einst zu Gesicht bekommen habe:

„Der Schlüssel zum Verständnis der gegenwärtigen Persönlichkeit von X. Y. muss in einer weit zurückliegenden seelischen Verletzung gesucht werden, die in den ersten zwei Lebensjahren stattgefunden hat. Dieses verwundende Erlebnis blieb unerledigt und uneingebaut auf dem Grund der Seele liegen, als ein vom Bewusstsein losgelöster seelischer Komplex, als eine Kraft, die heimtückisch, mit dämonischer Gewalt ihre Herrschaft ausübt und ausbreitet. Das traumatische Erlebnis bleibt, obwohl vergessen, dennoch lebendig, affektgeladen und deshalb sprungbereit; es gefährdet und ängstigt den bewussten Teil der Persönlichkeit durch den Einbruch dunkler, archaischer

3 Elisabeth Lukas, „Auf dass es dir wohl ergehe", Kösel, München 2006, Seite 100f.

Impulse in das derzeitige Leben, und die zur Integration dieses Komplexes notwendigen Bewusstseinskräfte weichen fortgesetzt vor jeder Erinnerung an dieses Erlebnis aus ..."

In der Folge wurde spekuliert, dass die „dämonischen Kräfte", die hier bemüht wurden, um einen simplen Mopeddiebstahl zu entschuldigen, aus einer Störung der frühkindlichen oralen Phase stammen würden. Mit einfachen Worten war gemeint, dass der junge Mann als Kleinkind alsbald abgestillt und mit der Flasche ernährt worden sei; die Mutter ist dazu allerdings nicht befragt worden.

Einem solchen Herumspekulieren muss eine entschiedene Absage erteilt werden. Nichts davon ist irgendwie beweisbar. Als kleine Groteske will ich dem Leser verraten, dass meine eigenen frühesten Kindheitstage gekennzeichnet waren durch nächtliche Fliegerangriffe, wobei meine Mutter mich Nacht für Nacht aus dem Schlaf reißen und mit mir in den finsteren, kalten Luftschutzkeller flüchten musste, um dort gemeinsam mit anderen Hausbewohnern zitternd vor Angst und Kälte zu warten, ob das Haus über uns zusammenstürzen oder in einer plötzlichen Feuergarbe aufgehen werde - oder ob sie sich nach der Entwarnung durch das dunkle Stiegenhaus in die Wohnung zurücktasten könne. Demnach müssten meine eigenen „traumatischen Dämonen" eigentlich ausreichen, um mich zu verleiten, nicht nur ein Moped, sondern eine ganze Lastwagenkolonne zu stehlen ...

Die Vorliebe meiner Mutter fürs Lesen[4]

Ich habe nur wenige deutliche Erinnerungen an meine früheste Kindheit, und wahrscheinlich ist das gut so, denn ich bin 1942, mitten im Krieg geboren. Aber eine meiner allerfrühesten Erinnerungen hat mit einem Buch zu tun. Ich sehe noch heute meine Mutter vor mir, wie sie in einer verdunkelten Kammer der elterlichen Wohnung in Wien an einem Tisch saß, auf dem ein Kerzenstummel brannte. Sie war in ein Buch vertieft. Offenbar war mir langweilig, denn ich begann plötzlich zu weinen. Da hob mich meine Mutter auf ihren Schoß, drückte das Buch in meine kleinen Ärmchen und erlaubte mir, immer wenn sie eine Seite fertig gelesen hatte, für sie umzublättern. Das machte Spaß, und so saß ich da, geborgen auf Mutters Schoß, gewärmt von ihrer Nähe, einbezogen in den hingegebenen Leseprozess und ganz und gar durchdrungen von innerem Frieden. Die Welt draußen vor der Kammer mochte aus den Fugen geraten sein, aber innerhalb unserer kleinen Kammer war die Welt in Ordnung. Vielleicht stammt aus dieser frühkindlichen Reminiszenz meine Überzeugung, dass ein gutes Buch Lebenshilfe zu leisten vermag …

Die Lebenshilfe, die in unseren Tagen nottut, muss mehr leisten als nur die Ermutigung und Ermunterung des Hilfesuchenden, seine persönlichen Wünsche auszudrücken und ihre Zielerreichung durchzudrücken. Die „Ichstärkung", wie man in der

4 Elisabeth Lukas, „Geist und Sinn", Psychologie Verlags Union, München 1990, Seite 57f.

Tiefenpsychologie sagt, die Stärkung des Selbstbewusstseins oder, wenn man so will, die Emanzipation einer anspruchsvollen Generation ist nicht das ganze Heilsrezept. Wer über Durchsetzungsfähigkeit verfügt, muss noch lange nicht wissen, was im Leben lohnt, durchgesetzt zu werden. Wem Wünsche offen stehen, der muss sich über den Inhalt seiner Wünsche und ihre Vertretbarkeit nicht im Klaren sein. Das Selbstbewusstsein der Menschen ist allgemein gewachsen, aber das Bewusstsein, in einer menschenwürdigen Welt zu leben, ist erheblich gesunken; in dieser Situation ist Lebenshilfe in erster Linie Hilfe zur Wiederbesinnung auf Sinn- und Wertperspektiven des Lebens, ja, ist Hilfe zur Erneuerung jenes Bundes mit der Schöpfung, den der Mensch in seiner Geistigkeit, Freiheit und Verantwortlichkeit einzugehen aufgerufen ist. Und dabei kann das Medium Buch unter Umständen einen erheblichen Beitrag leisten …

Zwei Orangen mit Langzeitwirkung[5]

In der Psychotherapie gibt es viele zum Teil widersprüchliche Richtungen, sogenannte „Schulen". Der praktizierende Psychotherapeut weiß über die wichtigsten Bescheid, aber einmal muss er sich für eine oder wenigstens einige davon entscheiden, und das heißt: sie zu *seiner* Richtung machen, zu dem, was er vertritt, und zwar nicht nur nach außen hin, seinen Klienten und Patienten gegenüber, sondern auch

5 Elisabeth Lukas, „Der Seele Heimat ist der Sinn", Kösel, München [3]2007, Seite 11–15.

innerlich aus voller Überzeugung. Er muss zu dem stehen, was er lehrt und empfiehlt.

In meinem Fall ist schon während meines Studiums die Entscheidung für die sogenannte „Dritte Wiener Schule der Psychotherapie", die von Viktor E. Frankl begründete Logotherapie, gefallen. Wieso eigentlich? Ich vermute, dass dies unter anderem mit einem Ereignis aus meiner Kindheit zusammenhängt. Dieses Ereignis blieb rund 20 Jahre vergessen, bis es während einer Vorlesung von Frankl, der ich als junge Studentin beiwohnte, in meinem Bewusstsein wieder auferstand.

Es muss 1946 oder 1947 gewesen sein. Wien war zerbombt, aber das fiel mir als damaligem Vorschulkind nicht auf. Es war sogar lustig, über die Schutthaufen zu klettern und mit „echten" Bausteinen aus altem Ziegelgemäuer zu spielen. Dass alle Mütter von der ständigen Angst geplagt wurden, wir Kinder könnten beim Herumstöbern auf eine verirrte Mine steigen, die noch in irgendeinem Bombentrichter lag und darauf wartete, bei der geringsten Erschütterung hochzugehen, gehört genauso zur Couleur jener Zeit wie die Begräbnisse von Kindergartenfreundinnen von mir, die an Unterernährung und Auszehrung gestorben waren.

Meine Familie bestand aus meinen Eltern, meinen Großeltern mütterlicherseits, deren Wohnung im Krieg abgebrannt war, und mir, also fünf Personen. Dass zwei Zimmer als Lebensraum dafür knapp sind, habe ich bis zu meiner Matura nicht bemerkt. Denn mit dem Begriff „Wohnung" verband ich in Gedanken hauptsächlich unseren Wohnzimmertisch, an dem wir alle, wenn wir zu Hause waren, zu sitzen pflegten, jeder an seinem gewohnten Platz. Da wurde gelesen, gegessen, genäht, gebastelt, da wurden später meine Hausaufgaben geschrieben, immer zwischen Tischdecken und Tisch-Abräumen, Anklecksen und Saubermachen. Da wurde auch miteinander *gesprochen* – wie war das schön, das Gespräch miteinander in Freud und Leid! –, da wurde geteilt und mitgeteilt, und niemand war je allein. Ja, der alte Tisch war unsere lebendige Wohnung; der Rest aus Betten und Schränken war nur tote Staffage, Hintergrundkulisse für das Zentrum der Familie.

An so einem Abend muss es gewesen sein, als wegen eines Stromausfalls die Kerzen brannten, der Wind vor den undichten Fenstern heulte, was sich daran zeigte, dass die Vorhänge mit dem flackernden Kerzenschein um die Wette schaukelten, und wir alle um den Wohnzimmertisch saßen. Doch halt, wir waren nicht komplett, mein Vater fehlte noch. Er kam spät von der Arbeit, später als sonst. Vielleicht war meine Mutter bereits etwas besorgt, denn es gab ja kein Telefon, über das er seine verzögerte Rückkehr hätte ankündigen können, und die Zeiten waren unsicher. Leute wurden aus der Not heraus wegen fünf Schillingen umgebracht …

An jenem besagten Abend hatte es glücklicherweise einen erfreulichen Grund, dass mein Vater spät heimkam. Er hatte etwas „organisiert“. Feierlich öffnete er seine geflickte Aktentasche und holte zwei Orangen heraus. Es waren die ersten Orangen, die ich in meinem Leben sah. Ich habe keine Vorstellung, wo mein Vater sie aufgetrieben hatte; falls es in der Familie besprochen wurde, habe ich nicht hingehört. Ich wollte nur eines: damit Ball spielen. Aber schnell wurde ich belehrt, dass „Bälle“ solcher Art einem anderen, mehr prosaischen Zwecke dienen. Es kann sein, dass meine Mutter die Gelegenheit beim Schopf ergriff, um mir eine Einführung in die Vitaminkunde zu erteilen, aber auch davon ist gewiss nichts bei mir hängen geblieben, so aufgeregt waren wir alle über das unerwartete Geschenk.

Danach wurde es noch feierlicher. Die Orangen wurden in die Mitte des Tisches gelegt, und während wir die Brot- oder Linsensuppe, die es zum Abendessen gab, löffelten, hingen unsere Blicke an den mild glänzenden Früchten, die eine leckere Nachspeise versprachen. Wie lange hatten meine Großeltern und Eltern schon Hunger gelitten und gedarbt? Sieben, acht, neun Jahre? Es war kein Thema bei uns zu Hause, aber unausgesprochen stand es wohl in ihren ausgemergelten Gesichtern und umrandeten Augen geschrieben.

Endlich war es so weit. Die Teller waren in die Küche gewandert, der Tisch war sauber abgewischt, da nahm mein Vater ein Messer und schälte die beiden Orangen behutsam, damit kein Tropfen ihres kostbaren Saftes verloren ging. Nach dieser Zeremonie trennte er die einzelnen Spalten ab, zählte sie, dividierte sie durch fünf und legte vor jeden von uns das abgezählte Häufchen Orangenspalten hin, das einem Fünftel entsprach.

Was dann geschah, verschmolz zu jenem Erinnerungsbild, das sich tief bei mir einbrennen sollte. Zunächst herrschte Stille und jeder sah begehrlich auf sein „Häufchen" nieder. Dann begann einer - und ich weiß nicht einmal mehr, wer - sein Häufchen mit einer schlichten Handbewegung zu dem meinigen herüberzuschieben. Der nächste folgte, und der nächste. Oma und Opa, Mutti und Papa schoben stillschweigend ihre abgezählten Orangenspalten auf meinen Platz, und ich - aß sie alle. Sie schmeckten herrlich, und ich machte mir als vier- oder fünfjähriges Kind nicht die geringsten Gewissensbisse daraus, der zuschauenden Familie vorzuschwärmen, wie süß sie waren. Aber ich erinnere mich noch an das Lächeln auf den im Kerzenschein fleckigen und vom Hunger gefurchten Gesichtern rundum; es war ein Lächeln der Freude.

Wie gesagt, dieses Bild sank auf den Grund meiner Seele und ruhte dort, bis es rund 20 Jahre später in einem Hörsaal der Wiener Universität wieder zum Leben erwachte. Zu diesem Zeitpunkt hatte ich als junge Psychologiestudentin fast sämtliche Werke von Freud, Jung, Adler, Reich und aus der Pawlowschen Schule mit großem Interesse gelesen und wusste eine Menge über die Triebdynamik im Menschen, über kompensierte Machtgelüste, konditionierte Verhaltensautomatismen und dergleichen mehr. Da verschlug es mich in eine Vorlesung von Viktor E. Frankl, einem kleinen weißhaarigen Professor, von dem ich bis dahin nichts gehört hatte. Er trat vor uns Studenten, und es war, als spräche er eine andere Sprache als die übrigen Psychologielehrer. Er behauptete, dass der Mensch zwar einerseits ein hochentwickeltes Tier mit Trieben, Gelüsten und Verhaltensautomatismen sei, doch andererseits sich über das Animalische in sich selbst erheben könne, sich selbst *transzendieren* könne in der Hingabe an eine Aufgabe und in der Begegnung mit anderen Menschen. Ja, dass der Mensch in Wahrheit ganz Mensch nur dort werde, wo er sich (trotz Trieben, Gelüsten und Automatismen) freiwillig unterordnet einem von ihm erkannten Sinn, den es zu erfüllen gilt, oder einem Liebesdienst, den es zu leisten gilt, was beides ihn zugleich beglückt und erspüren lässt, wozu er auf der Welt ist.

Der kleine weißhaarige Professor hatte kaum zehn Minuten gesprochen, da tauchten vor meinem geistigen Auge der alte Tisch, die rußigen Kerzen und vier Personen auf, die einem Kind Orangenspalten zuschoben, die sie selbst bitter benötigten …, und plötzlich wusste ich: Der Professor hat recht! Die *Selbsttranszendenz,* die Fähigkeit des Menschen, in der Erfüllung eines Sinnes mehr und anderes zu sehen als bloß sich selbst, gibt es; und sie ist sogar *das menschliche Spezifikum,* das uns erst wirklich Mensch sein lässt. Eine Psychologie, die dies übersieht, kennt den Menschen nicht.

Längst sind sie alle tot, meine Großeltern und meine Eltern. Doch dass sie nicht mehr unter uns weilen, nimmt nichts von dem hinweg, was sie getan haben. In der Ewigkeit ist die Handbewegung, mit der sie einst die Früchte ihres Lebens zu mir herübergeschoben haben, aufgehoben wie alles andere: unverlierbar. Hätte ich ohne sie meinen Weg als Psychologin zu den Herzen meiner Mitmenschen gefunden?

Vielleicht.

Vielleicht auch nicht.

Eine meiner wertvollsten Erfahrungen[6]

Es geschah, als ich etwa sieben Jahre alt war. Ich wohnte damals mit meinen Eltern in einer kleinen Wohnung nahe dem Park Schönbrunn in Wien. An einem schönen Sommernachmittag erlaubte mir meine Mutter, in den Park zum Ballspielen zu gehen. Sie band mir ihre Uhr ums Handgelenk und ermahnte mich, pünktlich um 18 Uhr abends wieder zu Hause zu sein. Für mich, damals ein folgsames Mädchen, war das kein Problem. Aber gegen 16 Uhr blieb die Uhr stehen, und dass ein solches Wunderding kaputtgehen könnte, lag jenseits meines Horizonts. Nichts ahnend tollte ich herum, und da die Zeiger der Uhr nicht auf 18 Uhr zu rückten, ging ich auch nicht nach Hause. Schließlich dämmerte es, was mir sonderbar vorkam, und ich kehrte heim. Ähnlich sonderbar schien es mir, dass mein Vater die Türe öffnete, der sonst nie vor 20 Uhr abends zu Hause war. Kaum, dass er mich sah, hagelte es Ohrfeigen. Das war für mich das Sonderbarste, denn ich verstand nicht, was los war. Meine Mutter murmelte, dass es jetzt für ein

6 Elisabeth Lukas, „Auf dass es dir wohl ergehe“, Seite 249f.

Abendessen zu spät sei, und schickte mich zu Bett. Selbst bei diesem deutlichen Hinweis fand ich keine Erklärung für die merkwürdigen Vorgänge. Ich wusch mich, legte Mutters Uhr ab und kroch unter die Decke.

Plötzlich flammte im Schlafzimmer Licht auf, und meine Eltern kamen an mein Bett. Sie knieten nieder und *entschuldigten sich*. Offenbar hatten sie die stehengebliebene Uhr entdeckt und in einen logischen Zusammenhang mit meiner Unpünktlichkeit gebracht. Meine Mutter holte eine aufgewärmte Suppe herbei. Mein Vater gestand, die Beherrschung verloren zu haben. Aus lauter Liebe und Sorge um mich, wie er betonte. Er habe sich fürchterlich aufgeregt, weil ich so lange verschwunden gewesen war, habe überall im Park nach mir gesucht, habe sogar schon Polizeihunde anfordern wollen. Nie werde ich diese Nachtstunde vergessen: Ich amüsierte mich königlich! Die Situation übertraf meine kühnsten Träume! Im Bett noch Suppe löffeln zu dürfen, und Vater auf den Knien vor mir … Es war wie Geburtstag und Weihnachten zugleich!

Heute ist mir klar: Es war eine meiner wertvollsten Erfahrungen. Denn damals haben mich meine Eltern gelehrt, dass alles, und zwar wirklich alles, was in unserer Schwachheit schiefläuft, wieder ausgebügelt werden kann. Es braucht nur die Reue, auf die Knie zu sinken, und die innere Größe, der Wahrheit das Wort zu geben. Dann – tritt die Gnade hinzu.

Bis heute fällt es mir nicht schwer, ein Versagen zuzugeben und mich bei jemandem zu entschuldigen. Die „Gnade" wirkt immer noch nach.

Vorbilder meiner Jugend

Das Zwiegespräch meiner Großeltern[7]

Da meine Großeltern mütterlicherseits ausgebombt waren, wohnten sie bei uns in der Zwei-Zimmer-Wohnung meiner Eltern. Sie hatten ihr gesamtes Hab und Gut verloren, aber ich habe sie nie mürrisch oder depressiv erlebt. Ich erinnere mich, dass mein Großvater einmal mit einem Rucksack auf dem Rücken zu Fuß quer durch ganz Wien zu den Äckern nördlich der Donau marschiert ist, weil es hieß, dort gebe es Kartoffeln zu kaufen. Als er abends erschöpft und mit leerem Rucksack zurückkehrte, weil er zu spät gekommen war, hörte ich meine Mutter weinen. Sogleich hörte ich meine Großeltern sie zärtlich trösten.

Dennoch gab es in jener Nachkriegszeit hie und da am Nachmittag einen kleinen Disput zwischen meinen Großeltern, der die Familie zu erheitern pflegte. Es war kein Ehestreit, keineswegs, meine Großeltern waren einander bis zu ihrem Tod von Herzen zugetan. Aber gerade dieses Einander-zugetan-Sein bewirkte den Disput. Es ging nämlich darum, dass manchmal vom Frühstückskaffee eine Tasse voll üb-

7 Elisabeth Lukas, „Auf dass es dir wohl ergehe", Seite 11–13.

rig gebliebenen und zum Aufwärmen für den Nachmittag aufgehoben worden war. Dann ging das Zwiegespräch los.

Mein Großvater sagte zu meiner Großmutter: „Hier, trink deinen Kaffee, der wird dir gut tun!“ Woraufhin meine Großmutter prompt widersprach: „Nein, nein, trink nur, ich bin nicht durstig.“ Großvater ließ dies nicht gelten. „Trink du ihn“, beschwor er meine Großmutter, „du brauchst ihn mehr als ich.“ „Mir geht es prima“, wies Großmutter ihn erneut zurück, „du würdest mir wirklich einen Gefallen tun, wenn du ihn trinken würdest.“ So ging das Spielchen weiter, mitunter so lange, bis der aufgewärmte Kaffee wieder kalt geworden war. Einer drängte dem anderen die übrig gebliebene Tasse Kaffee auf, wohlwissend, dass das bisschen Koffein, sofern überhaupt etwas darinnen war, dem unterernährten Körper des anderen die Kraft geben würde, sich bis zum Abend aufrecht zu halten.

Das war die Generation meiner Großeltern, die Generation, in deren Kindertagen sich eine Psychologie entwickelt hat, die die Parole ausgab: „Du musst auch einmal an dich selber denken und dir etwas Gutes gönnen!“ Recht hat sie gehabt, diese Psychologie von damals, die den Menschen vor seiner eigenen „Aufopferungswut“ bewahren wollte.

Wenden wir uns jetzt der Gegenwart zu. Vor einigen Monaten führte ich ein Beratungsgespräch mit den Eltern von zwei Kindern, einem einjährigen und einem dreijährigen Kind. Der Konflikt bestand in der unterschiedlichen Urlaubsplanung beider Elternteile.

Die Mutter sagte zum Vater: „Ich habe die Kinder das ganze Jahr über daheim, deshalb will ich wenigstens drei Wochen abschalten. Nimm du die Kinder und lass mich wegfahren." „Kommt gar nicht infrage", antwortete der Vater. „Ich arbeite das ganze Jahr lang für euch, aber wenn ich Urlaub habe, will ich mich ohne Kindergeschrei erholen!" „An mich denkst du überhaupt nicht", schrie die Mutter zurück. „Wenn du mir die Kinder anhängst, wo bleibt dann meine Erholung?" „Das weiß ich nicht", zuckte der Vater mit den Achseln, „aber mir hängst du sie jedenfalls nicht an ..."

Die Zeiten haben sich gewandelt, neue Generationen sind herangewachsen. Und ohne dass ich behaupten möchte, das soeben erwähnte Elternpaar sei repräsentativ für den modernen Menschen schlechthin, muss doch zugegeben werden, dass „Aufopferungswut" mittlerweile rar geworden ist. Was aber geschieht, wenn die Psychologie weiterhin ihre alten Sprüche klopft? Wenn sie etwa den urlaubshungrigen Eheleuten aus dem obigen Beispiel nichts anderes anbietet als den antiquierten Rat, sie mögen an sich selber denken und sich etwas Gutes gönnen? – Heute brauchen wir eine andere Handlungsmaxime. Die Psychologie hat nicht zuletzt ungesunde Extreme auszugleichen und muss sich daher in Erfüllung dieser Aufgabe stets aufs Neue fragen, *welche* ungesunden Extreme in den Strömungen der Zeit gerade die meisten Turbulenzen verursachen, um sie dann möglichst zu entschärfen.

Himmlisches Beschütztsein[8]

Als „Kriegskind“ habe ich die ärmliche Nachkriegszeit im zerbombten Wien hautnah erfahren. Aus gegenwärtiger Sicht, und das heißt, durch die Augen einer klinischen Psychologin und Psychotherapeutin mit mehr als 30-jähriger Berufspraxis und mitten im Noch-Wohlstand des 21. Jahrhunderts lebend gesehen, muss ich jedoch sagen, dass ich in einer „himmlischen“ Beschütztheit und Abgeschirmtheit aufgewachsen bin, die mir eine psychische Stabilität gewährte, die mich bis heute durch alle Fährnisse hindurch trägt. Es ist absolut paradox, dass die Kargheit und Armseligkeit meiner Kindertage meinen wahren Reichtum ausmachen, wohingegen mir die Kinder unserer modernen Gesellschaft in ihrer Überreiztheit und ihrer medialen Überfrachtung unendlich leid tun, weil sie so entsetzlich strampeln müssen, um nicht in der Flut sie umbrandender materieller und potenzieller Verlockungen unterzugehen.

Ich kannte (außer einem Ball) keine Spielsachen, und das war die Basis meiner Kreativität. Ein Blatt Papier und ein Bleistift genügten mir, um schon als Achtjährige Gedichte und Geschichten zu verfassen. Unser alter Radioapparat, dessen Akku noch regelmäßig aufgeladen werden musste, war meistens kaputt, wodurch ich eine köstliche Stille bei den Hausaufgaben genoss. Dafür saß ich jede freie Stunde an unserem sich ständig verstimmenden Klavier, das

8 Elisabeth Lukas, „Dein Leben ist deine Chance“, Neue Stadt, München, erw. Neuausgabe 2018, Seite 55–61.

mein Vater draußen am Feld in Regen und Schnee gefunden hatte, weil irgendeine Flüchtlingsfamilie es nicht mehr hatte mitschleppen können, und das er auf geheimnisvolle Weise in den dritten Stock des aufzuglosen Mietshauses hinaufgeschafft hatte, in dem wir wohnten. Das Klavierspiel wurde zur größten Wonne meiner Jugend, und abends, wenn sich mein Vater (nach wieder einmal erfolgter mühsamer Stimmung der Saiten) selbst daran entspannte, durfte ich im Nebenzimmer bei sanfter Klaviermusik einschlafen. Heute noch wünsche ich mir, sollte ich mein Leben dereinst in einem Pflegeheim beenden, bei den Klängen einer Klaviermusik aus einer CD in eine andere Welt hinübergleiten zu dürfen.

Ich kann mich nicht erinnern, dass es bis zu meiner Pubertät anderes als Für-die-Schule-Lernen und Klavierspielen gegeben hätte, und beides tat ich leidenschaftlich gern. Die geliehenen Schulbücher musste ich seufzend an jedem Schuljahresende zurückgeben, aber bis dahin kannte ich sie fast auswendig. Die antiquarischen Klaviernoten (ein Heft war jeweils ein Weihnachtsgeschenk) wurden hundertfach gespielt und fielen total auseinander, aber sie wurden als Schätze gehütet. Meine alte Klavierlehrerin, eine Rentnerin, die sich mit Stundengeben über Wasser hielt, wurde von mir tief verehrt, und sie verdiente es auch. Nicht selten wurde ich Zeuge, wie ein Kind weinend vor ihrer Türe stand und stammelte, dass seine Mutter keine zwei Schillinge für die Klavierstunde mehr hatte. Immer durften solche Kinder trotz leerer Hände zu ihr hineinkommen und erhielten Unterricht, obwohl die alte Frau nicht genug Geld für Heizmaterial besaß und wir im Winter in unseren Mänteln in ihrem Zimmer hockten. Wir Kinder liebten sie unbändig, und es gelang ihr ausnahmslos, uns die Liebe zur Musik ein für allemal ins Herz zu pflanzen.

Wo sind sie geblieben, die Kinder, die weinen, weil ihre Eltern eine Klavierstunde nicht bezahlen können? Wo sind sie geblieben, die Lehrer, die (selbst darbend) großzügig unbezahlte Stunden verschenken? Heute weinen die Kinder eher, weil sie Klavier üben sollen und nicht wollen. Heute beklagen sich die Lehrer eher darüber, dass sie „Knochenarbeit" bei guter Bezahlung leisten müssen.

Dass meine Familie zu fünft in einer engen Zwei-Zimmer-Wohnung hauste, weil meine Großeltern mütterlicherseits ausgebombt und ohne Unterkunft waren, hat mich als Kind nie gestört. Es hat mir ein warmes Nest vermittelt, in dem ich nie allein war. Drei Generationen, um einen Wohnzimmertisch versammelt (das Schlafzimmer war mit fünf Betten vollgestopft), vertrugen sich blendend, und die Tatsache, dass dieser Tisch früh, mittags und abends für das Essgeschirr abgeräumt werden musste, lehrte mich früh, nichts darauf liegen zu lassen, kein Schulheft, keinen Radiergummi, kein gepresstes Blütenblatt, kein Kettchen aus aufgefädelten Knöpfen und kein aus Kastanien und Zahnstochern gebasteltes Männchen. Heute noch erachte ich es als einen Segen, dass ich so vieles kann: in einem Team kooperieren, Ordnung halten, und vor allem eines: mit wenig Dingen glücklich sein. Nein, mir fehlte nichts als Kind, ich war rundum zufrieden und konnte meine Persönlichkeit ungehindert entfalten.

Idealisiere ich etwas? Ich prüfe mich streng, aber das Ergebnis lautet: nein. Ich hatte alles, was die positive Entwicklung eines Kindes vorantreibt: die Zuwendung meiner Eltern und Großeltern in fragloser Zusammengehörigkeit, Schlichtheit und Stille, schulische Anregungen und musikalische Frühförderung, einfaches Essen, harmonische Abende, Zeit zum Denken, Fühlen, Träumen und Selbst-Werden. Ich besaß zwei Röcke, eine Bluse, vier Pullover, zwei Paar Schuhe, einen Mantel, eine Mütze, ein Paar Handschuhe … und war unsäglich reich.

Es ist klar und richtig, dass sich die Zeit nicht zurückdrehen lässt. Keinem Land der Erde ist ein Krieg zu wünschen, und also auch keine Nachkriegszeit mit den zahllosen Halbwaisen, deren Väter im Krieg gefallen sind, und mit den vielen Schutthaufen eingestürzter Häuser und verminter Bombengräben ringsum, wie ich sie noch erlebt habe. Gott sei gedankt, dass uns seit Jahrzehnten Frieden und eine blühende Wirtschaft beschert ist.[9] Gott sei gedankt, dass unsere Jugend mit unvergleichlich mehr Entwicklungsmöglichkeiten ausgestattet ist, als meine Generation es damals war. Und dennoch wohnt das Glück nicht da, wo es eigentlich wohnen müsste. Es ist ausgezogen „in ein fernes Land, unnahbar euren Schritten", wie es in Lohengrins Gralserzählung anschaulich heißt. Etwas ist

---

9 Wobei wir jetzt, seit dem Frühjahr 2022, auch in Europa leider wieder erleben müssen, was Krieg und Not bedeuten!

passiert. Die Nester sind gebrochen – manchmal meine ich, wir haben derzeit mehr Scheidungswaisen, als es vor rund 70 Jahren Kriegswaisen gab. Wiederum fehlen die Väter, aus anderen Gründen, aber sie *fehlen*, und niemand kann sie ersetzen. Die Nester sind sogar an mehreren Seiten eingebrochen. Wo berufstätige gestresste Mütter und aus der elterlichen Partnerschaft entschwundene Väter fehlen, dort haben die Smartphones, Bildschirme und Lautsprecher das Vakuum gefüllt. Die zarte Kinderseele wird mit Flimmerszenen vollgestopft und mit Lautstärke zugedröhnt. Der Geist der Kinder, begierig, die Welt zu erforschen und sich anzueignen, wird in fiktive Welten entführt, die täuschende Fata-Morgana-Gebilde servieren, pausenlos und ungefiltert. Probleme aggressiver und sexueller Art aus der Erwachsenenetage tröpfeln unaufhörlich über die Medien in die Kleinkinderstuben und überschwemmen die vorpubertären Buben und Mädchen mit der einseitigen Dokumentation eines unentrinnbar dräuenden Beziehungschaos, das sie sich nur noch mehr sehnen lässt nach der Flucht in virtuelle Illusionen. Die Realität kennen sie kaum, und was sie davon kennen, grenzt oft an Horror …

Eine Diktatur des Besitzes hat sie fest im Griff. Wer nicht modische Kleidung trägt, ist nichts wert. Wer nicht das neueste Smartphone hat, wird zum Gespött. Dabei wird die Zeit (aber leider nicht das Geld) knapp: Shoppen kostet Zeit, Chatten kostet Zeit, Musik-Hören kostet Zeit, Surfen im Internet kostet Zeit, In-Urlaub-Fahren kostet Zeit; da muss man die „Nebenbeschäftigung Schule" schon ein wenig zurückstellen, und wenn dies nicht recht klappen will, dann flippt man halt aus, und wenn es dann zusätzlichen Ärger gibt, flüchtet man als letzte Lösung in irgendeine Art von Koma …

Die Nester haben keinen schützenden Rand mehr, sodass die Küken oft schon ein Füßchen im absturzgefährdeten Luftraum haben, ohne fürs Fliegen reif genug zu sein. Haufenweisen Werbeslogans preisgegeben, tausenderlei Reizen ausgeliefert und mit der politischen und kulturellen Dekadenz einer sich atemlos wandelnden und brodelnden Menschheit konfrontiert, balancieren sie auf der Kippe der Restbestände humaner Werte dahin und klammern sich an die Technik, die allein Fortschritt, Problemlösungen und Zukunft verspricht. „Ach, wie so trügerisch …" – ahnen sie es? Freilich, aber die Alternative ist nicht in Sicht, und eine trügerische Hoffnung scheint allemal besser zu sein als gar keine. Schließlich ist der Gipfel des No-future-Booms bereits überschritten, und man hat es sich mittlerweile im Tal des „Hauptsache, heute geht's mir gut"-Denkens bequem gemacht, von wo aus man nicht mehr auf den schaurigen Gipfel zurückkehren will.

Was kann da helfen? Zunächst dies: *Stille, Stille und nochmals Stille*. Die Kinder sollten wie mit einem Rettungsseil aus der Reizüberflutung herausgezogen werden, um überhaupt zu sich selbst und zur Besinnung zu kommen. Konkret bedeutet dies, dass ihre Eltern, Stiefeltern, Verwandten und Bekannten *vorleben*, dass Stille etwas Heilsames, Angenehmes und der Gesundheit Zuträgliches ist.

Die Liebe des alten Majors

Eine der guten Gaben der Stille ist, dass sie kreativ macht. Alle in meiner Familie hatten eigene Interessen, und niemand hat sich jemals gelangweilt, auch meine väterlichen Großeltern nicht. Sie waren bescheidene Leute, obwohl mein Großvater genauso gut stolz und eingebildet hätte sein können. Nicht nur stammte er von den Von Vintlern, einem Südtiroler Adelsgeschlecht ab, das einst die Schlösser Platsch und Runkelstein in seinem Besitz gehabt hatte. Er war auch Major a. D., der sich in beiden Weltkriegen irgendwelche Lorbeeren verdient hatte, die in Form von Auszeichnungsmedaillen seine alte Uniform schmückten. Doch er sprach nie von seiner Soldatenzeit und hatte sie anscheinend für sich abgehakt. Die Uniform vermoderte in einer Kiste unter seinem Bett und wurde erst nach seinem Tod gefunden.

Bemerkenswert war die Ehe, die er mit meiner Großmutter geführt hat. Denn die beiden waren grundverschiedene Charaktere. Großvater war ein kräftiger, ausdauernder, sportlicher Typ, der bis zu seinem 83. Lebensjahr den Sommer und Herbst über in den Dolomiten „herumkraxelte", mit einem schweren Rucksack am Rücken, in dem er Brot, Wasser und Biwak-Utensilien mit sich schleppte. Er fand die bizarrsten Steige ohne Markierungen und Landkarten, und keine Wetterkapriolen störten ihn. Auch die Einsamkeit in den Bergen störte ihn überhaupt nicht. Großmutter hingegen war eine zarte, schlanke Frau, die Anstrengungen und Berge verabscheute und die warme Meeresküste liebte. Dort war es ihre Lust, eine Staffelei aufzustellen und hübsche Ausblicke auf die mediterrane Vegetation abzumalen. Auch nutzte sie gerne ihre Italienisch-Kenntnisse zum Plaudern. Wer nun glaubt, dass wegen dieser unterschiedlichen Präferenzen Streit in der Luft lag, der täuscht sich gewaltig. Großvater opferte einen Großteil seiner kargen Pension, um seiner Frau im Sommer und Herbst einen ausgiebigen Aufenthalt in einem Untermietzimmer an der Riviera zu ermöglichen. Das Fazit war, dass die beiden sich jedes Jahr monatelang nicht sahen und mangels Kommunikationsmittel nichts voneinander hörten (wer kann sich das heute noch vorstellen?) - aber in ihrem „Metier" total glücklich waren. Trafen sie sich dann wieder vor Wintereinbruch, erzählten sie einander, was sie erlebt hatten. Großvater führte Buch über seine absolvierten Bergtouren, und Großmutter rahmte ihre gelungenen Bilder und hängte sie an die Wände.

Als Großvater an einem schweren Nierenleiden erkrankte, verfügte er, dass sein Körper nach seinem Tod dem anatomischen Institut der Universität Wien (zu Sezierzwecken) übergeben werde. Dadurch fielen seine Begräbniskosten weg. Seine Frau, so legte er testamentarisch nieder, möge mithilfe des ersparten Geldes noch einmal an der Riviera urlauben - und so geschah es auch. Seine Liebe zu ihr reichte über seinen Tod hinaus. Deshalb gibt es keine Grabstätte meines Großvaters, aber dafür hat er einen unvergesslichen Platz in meinem Herzen. Und die Bilder meiner Großmutter zierten später noch lange Zeit mein Zuhause.

Es ist seltsam: Als Psychologin habe ich eine Menge Literatur gefunden, wonach Kriegsveteranen an einem posttraumatischen Psychosyndrom leiden würden, das kaum auszukurieren sei. In Partnerschaftsstudien habe ich gelesen, dass wochenlange Trennungen und auseinanderklaffende Hobbys zu den häufigsten Scheidungsursachen zählen. Ich kann nicht umhin, diesen Aussagen gegenüber skeptisch zu sein. Meine Großeltern väterlicherseits sind ein solch markanter Beweis dafür, dass alles gutgehen kann, wenn nur genug Liebe vorhanden ist; sei es die Liebe zur Bergwelt, sei es die Liebe zu einer angetrauten Person.

Eine existenzielle Entscheidung

In den letzten Schulferien vor meiner Matura gab es in Österreich eine vom Unterrichtsministerium geförderte Aktion für Gymnasiasten. Ein Schüler oder eine Schülerin durfte für vier Wochen zu einer englischen Familie reisen, und deren Sohn oder Tochter kam im Gegenzug zu den Eltern des Schülers oder der Schülerin. Die Flugkosten wurden gesponsert. Dieses Austauschprogramm sollte beidseitig die Sprachkenntnisse verbessern. In meiner Klasse fiel die Wahl auf mich, und ich landete in einem kleinen Dorf an der Südküste Englands unweit von Eastbourne.

Zu dieser Zeit war ich eine gute Schwimmerin. Ich besaß sogar das Rettungsschwimmerabzeichen und hatte schon mehrmals an Sommersonntagen beim

Roten Kreuz an der Alten Donau mit ausgeholfen, wo im Badegetümmel öfter Schwimmgäste in Nöte gerieten. Als Belohnung gab es für uns Jugendhelfer eine Wurstsemmel zu Mittag und einen Becher Eiscreme.

Dass ich bei meinem ersten Auslandsabenteuer ausgerechnet in einen Badeort geriet, entzückte mich, und obwohl mir das Meer reichlich kalt vorkam, genoss ich das Strandvergnügen. Meine Ferieneltern ließen mir jede Freiheit. Eines Tages war ich eine Strecke hinausgeschwommen, als ich einen Jungen ziemlich weit draußen um Hilfe rufen hörte. Er hatte seine Energien überschätzt und schaffte es nicht mehr retour. Selbstverständlich schwamm ich zu ihm, drehte mich wie gelernt auf den Rücken, legte seinen Kopf auf meine Brust, packte ihn unter dem Kinn und trat mit kräftigen Beintempi den Rückweg an. Doch dieser dehnte sich schmerzlich in die Länge. Da ich nicht schnell genug vorankam und allmählich die Ebbe begann, die mich in Richtung Meer zog, schrumpfte der Abstand zum Ufer nur ermüdend langsam. Ich war durchtrainiert und besaß Ausdauer, aber es kam der Moment, an dem ich merkte, dass es eng wurde. Sehnsüchtig blickte ich zum Strand hinter mir und war mir sicher: Allein würde ich ihn problemlos erreichen, aber zu zweit? Es war schon schwer genug, den Jungen festzuhalten, der im Wellengang ständig Wasser schluckte, spuckte und zappelte.

Eine beklemmende Versuchung trat an mich heran. Was ging mich der Junge eigentlich an? War er nicht selber schuld …? Niemand konnte von mir verlangen … Es rumorte in mir – eine existenzielle Entscheidung drängte aus den Tiefen meiner Seele an die Oberfläche. Ich dachte an meine Eltern. Wie untröstlich würden sie sein, wenn sie von meinem Ertrinken erführen! Plötzlich durchzuckte es mich wie ein Blitz: Genauso untröstlich würden auch *seine* Eltern sein! Da traf ich – noch keine 17 Jahre alt – die Entscheidung, *zu zweit oder gar nicht* zurückzukehren, und strampelte entschlossen weiter. Endlich war ich relativ nahe am Ufer, als ein Boot neben mir auftauchte. Offenbar hatte man gesehen, dass etwas mit mir nicht stimmte, und hatte die Küstenwache alarmiert. Die Bootsmänner waren sehr erstaunt, den Jungen auf meiner Brust zu entdecken, denn bis dato hatte niemand ihn vermisst. Es stellte sich heraus, dass er keinen Vater mehr hatte und seine Mutter geglaubt hatte, er spiele irgendwo mit seinen Kumpels.

Zwei Tage später erhielt ich eine Belobigung vom Bürgermeister des Ortes. Eingedenk des Krieges, der noch nicht lange zurücklag, sagte er zu den Reportern einer Lokalzeitung die bemerkenswerten Worte: „Es waren deutschsprachige Soldaten, die den Vater getötet haben, und jetzt war es ein deutschsprachiges Mädchen, das seinen Sohn gerettet hat. Möge Frieden herrschen zwischen unseren Völkern!" Obwohl ich so jung war, begriff ich, dass dies eine wichtige Stelle in meinem Leben markierte.

Seither habe ich höchsten Respekt vor existenziellen Entscheidungen, denen man nicht ausweichen kann. Als ich später in Frankls Bericht über seine fürchterliche Zeit im Konzentrationslager las, dass er einmal die Chance zur heimlichen Flucht zugespielt bekam, aber ahnte, mit welch enormen Risiken diese behaftet wäre, konnte ich seine Zwickmühle gut nachempfinden. Sollte er es wagen oder nicht? Man ist unglaublich einsam in einem solchen Augenblick, denn niemand kann einem die Entscheidung abnehmen, schon gar nicht bei solcher Tragweite. Es ist, als stünde man Aug in Aug mit dem Tod, und der verrät nicht, wie viel es geschlagen hat. In dieser Situation ist das logische Denken kein verlässlicher Partner. Mir hätte es damals zugeraunt: *Ein* Überlebender ist mehr als *kein* Überlebender! Frankl hätte es zugeraunt: Nütze die Chance, du erhältst sie kein zweites Mal! Dennoch hätte Frankls Flucht sein Leben ausgelöscht, wie er später vernahm. Wenn es aber nicht das logische Denken ist, worauf kann man sich in existenzieller Bedrängnis stützen? Seit jenem Englandaufenthalt weiß ich die Antwort: Steht man Aug in Aug mit dem Tod, dann steht man auch Ohr an Ohr mit den Eingebungen seines Gewissens.

Am „Nullpunkt" meines jungen Lebens

Mein Vater hat mir mit seinem dürftigen Gehalt das Durchlaufen des Gymnasiums ermöglicht, was ich ihm nie vergessen werde, doch nach der Matura war es höchste Zeit für mich, Geld zu verdienen. Angesichts der gerade aufblühenden Reisebranche entschied ich mich, als Reiseleiterin zu arbeiten, und legte eine entsprechende Prüfung an einem Schweizer Institut ab. (Es ist nicht ohne Pointe, zu denken, dass ich später jahrzehntelang Menschen auf ihren „Reisen durchs Leben" begleiten sollte.)

Aber das Schicksal schüttelte seinen Becher und warf die Würfel aus. Meine Mutter erkrankte an Krebs und brauchte meine Hilfe. Mit 20 Jahren heiratete ich, und mein Mann wünschte ebenfalls nicht, dass ich mit Reisegruppen „umherzog". Dafür eröffnete sich mir eine ganz unerwartete Chance: Er verdiente recht gut, und ich konnte einige Vorlesungen an der Wiener Universität besuchen – wie schön! Meine Wahl fiel auf ein in jenen Tagen völlig „exotisches" Studienfach: die Psychologie. (Noch im Jahr 1972, als ich promovierte, waren wir nur acht Absolventinnen des Psychologiestudiums in ganz Österreich!)

Wieder mischte das Schicksal die Würfel. Als ich 22 Jahre alt war, kam zu meiner großen Freude mein Sohn Walter auf die Welt. Als ich 24 Jahre alt war, verließ uns zu meinem großen Kummer mein Mann für immer. Das war der „Nullpunkt" meines Lebens. Ich stand da mit einer mehrfach operierten Mutter, einem völlig überforderten Vater, einem zweijährigen Buben, einem kaum begonnenen Studium, ohne finanziellen Rückhalt und (da ich ein Einzelkind von zwei Einzelkindern bin) ohne verwandtschaftlichen Rückhalt.

Ach, was hat mir dieses „Nullpunkt-Erlebnis" in meiner späteren psychologischen Praxis genützt! Niemand erzähle mir etwas von Gründen zur Verzweiflung! Das Leben ist voller Überraschungen! Auch damals hielt es die grandiosesten Überraschungen für mich bereit: Mit 25 Jahren sollte ich ein Begabtenstipendium erhalten, das mir die Fortsetzung meines Studiums ermöglichte, mit 26 Jahren sollte ich dem Genie Frankl begegnen und mit 28 Jahren dem Gefährten meines Lebens, Gerhard, der seither ohne eine Sekunde Unterbrechung bis zu seinem Tod treu an meiner Seite stand.

Spannende Studienjahre

Erinnerung an eine Demonstration Frankls[10]

In den Vorlesungen von Frankl, die ich zwischen 1968 und 1971 an der Wiener Universität gehört habe, hat er des Öfteren seelisch kranke Patienten aus der Wiener Poliklinik vorgestellt. Sein Stil, in dem er mit diesen Patienten kommunizierte, war – vorsichtig ausgedrückt – ziemlich robust. Er gestattete ihnen keine langen Klagereden, scheute sich nicht, ihren Auffassungen vehement zu widersprechen, und schockierte sie manchmal mit völlig unerwarteten Reaktionen seinerseits. Trotzdem war unverkennbar, dass er sie ernst nahm und ihm an ihrer menschlichen Weiterentwicklung sehr viel gelegen war. Er führte sie – man könnte sagen: dominant! – an einen philosophisch hochbrisanten Ort und gab dort die Führung an sie selber zurück. Fast alle Patienten, die ich solcherart erlebt habe, verließen den Hörsaal nachdenklich, aufgerüttelt und irgendwie schwungvolleren Schrittes, als sie ihn betreten hatten.

Ich erinnere mich zum Beispiel an eine Patientin, die wegen multipler Ängste in stationärer Behand-

10 Elisabeth Lukas, „Lehrbuch der Logotherapie", Profil, München, erw. 3. Auflage 2006, Seite 85f.

lung war. Uns Studenten vorgestellt, begann sie, ihre Krankengeschichte auszubreiten, die bis in ihre Mädchenjahre zurückreichte. Es fiel der Satz, dass sie immer schon Einladungen und sonstige Kontakte abgelehnt habe, aus lauter Angst, sie könne sich schrecklich blamieren. „Liebe Frau", unterbrach Frankl ihre Wortflut abrupt, „wieso haben Sie jetzt keine Angst, sich vor diesen Studenten hier zu blamieren? Junge Leute lachen doch schnell über so komische Skrupel wie die Ihren! Und vor mir, dem ehrwürdigen, ergrauten Professor, den Sie mit Ihren Geschichtchen tödlich langweilen könnten, fürchten Sie sich auch nicht?"

Mir ist diese Franklsche Intervention in Erinnerung geblieben, weil ich sie damals extrem hart fand. Doch belehrte mich die Fortsetzung des therapeutischen Gesprächs sogleich eines Besseren. Die Patientin stellte sich nämlich auf ihre Hinterfüße, um es salopp auszudrücken: „Na ja, ich denke mir halt: Wenn ich gesund werden will, muss ich alles offen aussprechen", konterte sie. Frankl strahlte und war in seinem Element. Er hatte sie gleichsam am Haken. „Also ... wenn Sie etwas wollen, intensiv wollen, dann *müssen* Sie Ihre Ängste überspringen ... Ist das so?", sang er mit seiner sanftesten Stimme. „*Müssen* Sie wirklich ... Haben die Studenten Sie gezwungen, habe ich Sie gezwungen, sich über Ihre Ängste hinwegzusetzen?" „Nein, nein", erwiderte die Patientin, selbst überrascht. „Ich tu es einfach." Frankls Strahlen war ansteckend und unserer aller Herzen klopften mit. „Wenn Sie also etwas wollen, etwas intensiv wollen, dann *tun Sie's einfach,* höre ich das richtig? Dann überwinden Sie Ihre uralten Ängste? Bravo! Dazu kann ich Ihnen nur gratulieren!" Die Patientin blinzelte, als wäre sie aus einem Dornröschenschlaf aufgewacht, doch Frankl ließ ihr keine Zeit für Ja-aber-Einwände. „Mithin", fuhr er fort, „werden wir jetzt gemeinsam überlegen, was in Ihrer Zukunft wert und würdig ist, dass Sie es intensiv wollen. Wofür möchten Sie eigentlich gesund werden ...?"

Den weiteren Gesprächsverlauf habe ich vergessen, ich weiß nur noch, dass tatsächlich viel gelacht worden ist, von uns Studenten und von der Patientin, die sich überhaupt nicht genierte. Sie war eine von denen, die (nach 30 Minuten Gespräch) beschwingt von dannen ging.

Später habe ich im Laufe meiner psychotherapeutischen Karriere gelernt, dass man sich zurückzunehmen und voller Empathie zuzuhören habe, dass man sich mit Engelsgeduld auf tausend alte Storys einlassen solle und dass man bloß nicht sündigerweise Ratschläge erteilen oder gar über richtig und falsch befinden dürfe. Frankl hat, wie mir scheint, gegen alle diese Kriterien verstoßen. Er war eben – ein Original.

Aufwendige Befragung von 1000 Wienern[11]

Im Sommer 1969 machte ich mich unter der Leitung von Giselher Guttmann, Professor am Psychologischen Institut der Universität Wien, an die Arbeit meiner Dissertation. Wenn die Franklsche These stimmte, dass die Suche nach Sinn die dem Menschen gemäße Motivationskraft ist, dann musste es auch zahlreiche Möglichkeiten geben, Sinn im Leben zu finden und zu erfüllen. Davon ausgehend begann ich meine Untersuchung damit, 1000 mir zufällig auf der Straße begegnende Personen unterschiedlichen Alters und Geschlechts danach zu fragen, was sie persönlich für sinnvoll in ihrem Leben hielten. Es war ein mühseliges Unterfangen, zumal es mich große Überwindung kostete, fremde Leute anzusprechen und ihre Äußerungen zu protokollieren. Doch die meisten von ihnen beantworteten meine Frage bereitwillig und positiv.

Ich beabsichtigte, die spontanen Antworten, die ich durch die Befragung erhalten würde, nach verschiedenen sinnstiftenden Kategorien aufzuschlüsseln und auf dieser Basis einen Test zu konstruieren, der es gestatten würde, Personen auf ihre gegenwärtige Sinnorientierung zu testen. Wer viele der solcherart gewonnenen sinnstiftenden Kategorien für sich selbst als gültig bezeichnete, müsste logischerweise eine bessere Sinnorientierung besitzen als jemand, für den nur wenige sinnstiftende Kategorien zuträfen. Ein

11 Elisabeth Lukas/Joseph Fabry, „Auf den Spuren des Logos", Quintessenz, München 1995, Seite 13, 15.

derartiges Messinstrument könnte der Forschung neue Wege eröffnen und außerdem den Nachweis jener logotherapeutischen Kernaussage erleichtern, welche besagt, dass Sinnorientiertheit und seelische Gesundheit miteinander in Verbindung stehen, ja sich gegenseitig fördern.

Neun sinnstiftende Inhalte als Ergebnis[12]

Seelische oder körperliche Not zieht nicht unbedingt Verzweiflung und Dauerkrisen nach sich. Das zeigte sich unter anderem bei der genannten Befragung. Aus der Menge der Antworten zeichneten sich neun Kategorien von „sinnstiftenden Inhalten" im menschlichen Dasein ab, die kurzgefasst folgendermaßen lauteten:

- Eigenes Wohlergehen (Besitz, Glück, Erfolg),
- Selbstverwirklichung (Bildung, Arbeit an sich selbst),
- Familie (Partnerschaft, Kindererziehung),
- Hauptbeschäftigung (Arbeit, Beruf),
- Sozietät (Freundschaft, mitmenschliche Beziehungen),
- Interesse (spezielle Neigungen, Ausübung von Hobbys),
- Erlebnisse (Natur-, Kunst-, Kulturgenuss),
- Dienst an einer Überzeugung (Politik, Weltanschauung),
- Vitale Not (Überwindung von Problemen, Krankheiten).

12 Elisabeth Lukas, „Auf dass es dir wohl ergehe", Seite 41f.

Die letztgenannte Kategorie ist bemerkenswert. Denn dass jemand seine Lebenserfüllung in der eigenen Karriere, im Kontakt mit anderen Menschen, im Dienst an einer Idee, von der er überzeugt ist, oder in ergreifenden Erlebnissen findet, wundert niemanden. Aber dass es eine Sinnmöglichkeit, und sogar eine sehr edle, im menschlichen Leben darstellt, eine vorhandene Notlage entweder unter Einsatz aller Kräfte zu lindern oder, wenn sie nicht zu lindern sein sollte, sie in Würde zu akzeptieren, das muss erst überdacht und in düsteren Stunden sich selbst abgerungen werden.

Frankl hat in diesem Zusammenhang das Wort von der „Trotzmacht des Geistes" geprägt und an zahllosen Beispielen (nicht zuletzt in seinen Berichten über Häftlinge in Konzentrationslagern) nachgewiesen, dass es eminent sinnvoll ist, in einer Notlage über sich selbst hinauszuwachsen und heldenhaft bis an den Rand des Machbaren vorzudringen. Ein hilfreicher „Trick" dabei kann sein, zunächst einfach den tapferen Helden so echt wie möglich zu „spielen", den Helden, der *man noch nicht ist, aber werden möchte.* Ein Rollenspiel färbt allemal auf den Spieler ab, wie auch umgekehrt die Eigenart eines Spielers in jede Rolle mit einfließt. Die Grenzen zwischen Echtheit und Spiel pflegen sich sukzessive zu verwischen. So muss manches im Leben begonnen werden im Zustand des Noch-nicht-Könnens, aber indem und während es begonnen wird, wird bereits zart und gleitend in den Zustand des Könnens hinübergewechselt.

Überlegen wir deswegen – auch ohne den Auslöser einer vitalen Not –, ob es nicht eine Rolle gäbe, die es wert wäre, von uns eingeübt und gespielt zu werden, weil sie einem „höheren Ich" in uns entspricht. Die es wert wäre, entfaltet zu werden. Die es wert wäre, uns von uns selbst abgetrotzt zu werden.

Ein lebendiger Beweis für Frankls Thesen[13]

Wir sagten: Das Zugriffsfeld der Krankheit sind die Physis und die Psyche. Diese Aussage müssen wir folgendermaßen ergänzen: ... aber nicht der menschliche Geist. Dafür gilt, letzteren betreffend, die Umkehrung: Gesundheit und Krankheit als leibseelische Zustandsbilder stellen ein Zugriffsfeld des menschlichen Geistes dar. *Er* greift in das Material ein, das er schicksalhaft vorfindet, und gestaltet es auf seine Weise, mit Hader und Anklage oder in Würde und Tapferkeit, wie er sich eben entscheidet. Frankl schrieb dazu:

„Das biologische Schicksal ist für die menschliche Freiheit das jeweils erst noch zu gestaltende Material. Dies ist, vom Menschen her gesehen, sein letzter Sinn. Tatsächlich sehen wir immer wieder, wie der Mensch es in sein historisches bzw. biografisches Lebensgefüge sinnvoll einbaut. Wir begegnen immer wieder Menschen, denen es in vorbildlicher Weise gelungen ist, die ursprünglichen Einengungen und Beschrän-

13 Elisabeth Lukas, „Konzentration und Stille", Seite 73–75.

kungen ihrer Freiheit vom Biologischen her, die Schwierigkeiten, die sich ihrer Geistesentfaltung anfangs entgegenstellten, zu überwinden."[14]

Dass wir solchen Menschen begegnen, kann ich nur ehrfürchtig bestätigen; ehrfürchtig, weil *sie* es sind, die uns vorbildlich ermutigen. Es sind Menschen mit einer Behinderung, die sich für den Behindertensport einsetzen, Krebskranke, die sich in der Krebshilfe engagieren, Querschnittgelähmte, die die Geschicklichkeit ihrer Hände oder die Schärfe ihrer Augen nützen, um Erstaunliches zu vollbringen, und viele andere, die nicht nur mit ihrer Krankheit leben, sondern sogar noch aus ihrer Krankheit heraus dem Leben eine besondere Wende, um nicht zu sagen, eine besondere Würze verleihen.

Ich selber lernte während meiner Studienzeit einen jungen Mann kennen, der ein blendendes Beispiel dafür war. Von Geburt an verunstaltet, war er kleinwüchsig, hatte nur eine Hand, dafür einen großen Buckel, und Probleme beim Sprechen hatte er auch. Nicht dass er stotterte, aber aus mir unbekannten Gründen war seine Sprache so undeutlich, dass man bei jedem zweiten Satz, den er herausbrachte, nachfragen musste, ob man ihn richtig verstanden hatte. Was würde man vermuten, wozu ihn dieses Schicksal verdonnern konnte? Zu Minderwertigkeitskomplexen, zum Bedrückt-in-der-Ecke-Sitzen, womöglich mit gesenkten Augen und eingezogenen Schultern,

---

14 Viktor E. Frankl, „Ärztliche Seelsorge", dtv, München [7]2017, Seite 138.

zu Neid und Hass gegenüber den gesunden, normal gewachsenen Jünglingen um ihn herum, die zwischen den Vorlesungen mit ihren Kommilitoninnen fröhlich flirteten? Zur Selbstaufgabe und Resignation?

Weit gefehlt! Das Schicksal hatte keinerlei derartige Macht über ihn. Er war der beliebteste Kollege seiner Studiengeneration. Wenn sich in der Mensa oder im Sommer auf Treppen sitzend ein Kreis von eifrig diskutierenden Studenten bildete, dann saß er gewöhnlich in der Mitte. Wenn er sich abmühte, einen eigenen Gesprächsbeitrag zu formulieren, dann herrschte andächtiges Schweigen, weil jedermann wusste, dass seine Kommentare die am besten durchdachten waren und keiner sich etwas davon entgehen lassen wollte. Wenn Prüfungen ins Haus standen, kamen wir zu ihm mit der Bitte, uns dies oder jenes zu erklären, und nie erlebten wir etwas anderes als freundliche Hilfsbereitschaft. Dafür trugen wir ihm die Tasche, liehen ihm Mitschriften, reservierten ihm Plätze in den Hörsälen, und immer gab es welche, die mit Vaters Auto umherkutschierten und ihn mitnahmen. Er war ein großer Gewinn für unser damaliges Studentendasein, und längst sahen wir, die wir ihn näher kannten, keinen Buckel und keinen Armstumpf mehr an ihm, sondern nur den Kumpel in ihm, auf den hundertprozentig Verlass war; den wir verehrten.

Und dann sprach der Computer ...[15]

Je tiefer ich in das Lehrgebäude der Logotherapie eindrang, desto klarer wurde mir die Richtung, in die ich meine Forschungen dirigieren musste. Mein neues Instrument, der von mir entwickelte „Logo-Test", erlaubte es mir, 340 Testpersonen auf den Grad ihrer Sinnorientiertheit zu untersuchen. Parallel dazu überprüfte ich dieselben Personen mit einem bewährten Verfahren auf den Grad ihrer psychischen Gesundheit, was konkret bedeutete, dass ich ihre Neigung zu Ängsten, Depressionen, Wutausbrüchen, Zwangs- oder Wahngedanken, hysterischen Symptomen und anderen abnormen Gefühlen und Verhaltensweisen testpsychologisch abschätzte. Das nahm viel Zeit in Anspruch, und fast ein ganzes Jahr verging mit der Sammlung von Testergebnissen und Persönlichkeitsdaten von seelisch stabilen und seelisch labilen Personen. Daneben brachte dieses Jahr noch eine beglückende Veränderung mit sich: Im Mai wurde Hochzeit gefeiert. Mein Mann Gerhard trat in mein Leben; und in sein Leben trat – obwohl er von Beruf Pilot war – die Logotherapie.

Als das Jahr zu Ende ging, war auch meine gewaltige Datensammlung beendet. Unüberschaubar viele Interkorrelationen harrten ihrer statistischen Aufbereitung, um in nüchternem Zahlenmaterial auszusagen, was es mit der Richtigkeit der logotherapeutischen Grundaussage auf sich hat. Da die

15 Elisabeth Lukas/Joseph Fabry, „Auf den Spuren des Logos", Seite 23–25.

Computertechnik damals noch in den Kinderschuhen steckte, musste die erforderliche Faktorenanalyse am „Wiener Institut für höhere Studien und wissenschaftliche Forschung" gerechnet werden, und nachdem ich sämtliche zusammengetragenen Informationen sorgfältig auf Lochkarten übertragen hatte, überließ ich sie bangen Herzens dem Rechenzentrum. Jetzt konnte ich nichts anderes tun als abzuwarten, was der Computer sprach.

Nun, er sprach eine unmissverständliche Sprache. Mit dem überdurchschnittlich hohen Gesamt-Korrelationskoeffizienten von 0,77 (signifikant auf dem 1%-Fehlerniveau) bestätigte er die von Frankl erstmals in der Geschichte der Psychologie behauptete wechselseitige Verbindung zwischen innerer Sinnerfüllung und seelischer Gesundheit des Menschen voll und ganz. Ich kann mich noch gut daran erinnern, wie ich zu Weihnachten 1970 wegen einer Lungenentzündung im Bett lag, oder vielmehr von etlichen Kissen gestützt dasaß, die umfangreichen Computerausdrucksrollen auf den Knien, und dachte: „Es ist also wahr. Der Mensch ist ein Wesen auf der Suche nach Sinn. Und er leidet, ist todunglücklich und wird psychisch oder psychosomatisch krank, wenn seine Sinnsuche nicht einmündet in eine konstruktive Sinnfindung. Umgekehrt aber vermag ein von Sinn durchflutetes Dasein ihn in den vielfältigsten Lebenslagen stark und aufrecht zu halten. Welch ein Kriterium, welch ein Maßstab für das Humanum, welch tiefes geistiges Fundament ist dies doch gegenüber den mehr oder weniger ‚animalischen' Menschenbildern der herkömmlichen Trieb- und Lerntheorien!" Ich war so beeindruckt, dass sich sogar meine Lungenentzündung alsbald verflüchtigte.

Der Ernst des Lebens beginnt

Auswanderung in die deutsche Pfalz[16]

Nach Ablieferung meiner Dissertation musste ich der Beschäftigung mit der Logotherapie für eine Weile den Rücken kehren. Die gefürchteten Abschlussrigorosen an der Universität standen vor der Türe, aber noch viel Schwereres kam auf mich zu: der Abschied von der Heimat und der Abschied von meiner Mutter.

Nachdem ich schließlich im Sommer 1972 das letzte Rigorosum absolviert hatte, zog ich mit meinem Sohn zu meinem Mann nach Kaiserslautern in der deutschen Pfalz, wo dieser eine Anstellung bei einer Charterfluggesellschaft angenommen hatte. Meine Mutter war damals schon extrem schwach, aber ihr Wunsch, meine Promotion mitzuerleben, hielt sie (entgegen allen Prognosen der Ärzte) am Leben. Wenn ich nach der intensiven logotherapeutischen Ausbildung noch irgendwelche Zweifel an der „Trotzmacht des menschlichen Geistes" gehabt haben sollte, dann wurden sie in jenen Tagen durch das Vorbild meiner Mutter ausgeräumt. Ich sah sie buchstäblich

16 Elisabeth Lukas/Joseph Fabry, „Auf den Spuren des Logos", Seite 28, 31.

über ihre Hinfälligkeit hinaus leben kraft ihres Willens und ihrer Liebe zu mir. Wenige Tage nach meiner Promotionsfeier war sie tot. Sie starb, zufrieden mit dem Erlebnis meines Studienerfolges, und ich kehrte traurig nach Deutschland zurück, wo ich einen neuen Anfang finden musste.

Ein Mensch, dem ein Leid widerfahren ist, wird durch dieses Leid innerlich nicht gelähmt, sondern sogar gestärkt, wenn es ihm gelingt, auf sein Leiden sinnvoll zu antworten. Die beste Antwort, die ich in meinem damaligen Leben geben konnte, war die Aufnahme einer Tätigkeit, bei der ich mein psychologisches Wissen hilfreich für andere Menschen nutzen konnte: Also ging ich in die Beratungsarbeit. Wer andere berät, muss bereit sein, seine Ratschläge auch selber zu beherzigen. Wer anderen in ihren Lebenskrisen beistehen will, muss seine eigenen zu meistern vermögen. Umgekehrt aber sind es gerade die eigenen Leiderfahrungen, die uns mit befähigen, gute Psychotherapeuten zu werden.

Anfängerglück statistisch eingefangen[17]

Die Logotherapie ist nicht dogmatisch, sondern für Variationen offen, wie es noch kaum eine Psychotherapieform war. Ihre Effektivität ist nicht abhängig von speziellen Techniken, die orthodox angewandt werden müssen. Das Besondere an der

17 Elisabeth Lukas, „Auch dein Leben hat Sinn", Herder, Freiburg/Br. ⁷1991, Seite 71–84 (nachträglicher Kommentar ausgenommen).

Logotherapie ist, dass sie ein Arbeits- und Grundkonzept darstellt, das den wie immer gearteten Behandlungsplan wie ein roter Faden durchzieht. Der Rest ist Improvisation, Fingerspitzengefühl, das richtige Wort im richtigen Augenblick. Dennoch gehören drei ureigene Methoden zu ihrem Repertoire:

1. Die Methode der Einstellungsmodulation

Die Wichtigkeit der Einstellung eines Menschen zu sich selbst, zu anderen, zu einer Sache etc. war eine echte Sensationsentdeckung auf dem Gebiet der Psychotherapie. Gerade bei einer Klientel aus jenem Zwischenbereich zwischen psychisch gesund und psychisch krank, wie sie die psychologischen Beratungsstellen, aber auch ärztliche Praxen und Krankenhäuser kennen, ist die persönliche Einstellung zum Leben und zur vorliegenden Problematik nahezu ausschlaggebend. Ja, oft ist es erst die ungesunde und unglückliche Einstellung, die die innere Not akut macht, und nicht das Problem an sich.

2. Die Methode der Paradoxen Intention

Paradoxe Intention bedeutet so viel wie „umgekehrter Wunsch". Der Patient wird nämlich angeleitet, sich genau das zu wünschen, was er in seinen Überängsten und Zwängen so enorm fürchtet und von dem er verzweifelt loszukommen versucht. Das, wovor er flüchtet, holt ihn immer ein, und je mehr der Patient gegen seine Ängste ankämpft, desto mehr ist er ihnen ausgeliefert. Wünscht er sich hingegen das Gefürchtete (zumindest in seiner Fantasie), unterstützt durch humoristische Formeln, die ihm diesen „paradoxen" Wunsch erleichtern, dann - verschwindet die unnötige Angst.

3. Die Methode der Dereflexion

Substanziell geht es darum, den Patienten von einer krankhaften Selbstbeobachtung zu befreien. Es geht um das herrliche „Sich-selbst-vergessen-Können", das oft schon den halben Therapieerfolg ausmacht. Dereflexion ist praktisch eine therapeutische Aufmerksamkeitsregulierung, denn es genügt nicht, an einen bestimmten Inhalt *nicht* zu denken. Die Aufmerksamkeit muss gleichzeitig auf einen anderen, wertvollen Inhalt hingelenkt werden. Dereflexion steht deshalb immer in Verbindung mit einer Erweiterung und Bereicherung der Sinnorientierung.

Von 300 Personen, die von mir (in den Jahren 1973 bis 1975) logotherapeutisch behandelt worden sind, habe ich in einer großen Reihenuntersuchung den Anteil der jeweiligen Behandlungsart abgeschätzt und in Beziehung zum Therapieerfolg bzw. zur Reduzierung der Symptomatik gesetzt. Dabei gab es für die jeweilige logotherapeutische Behandlungsart zwei Kriterien, nämlich „rein" oder in Kombination mit anderen Verfahren angewandt. Die Erfolgsintensität wurde mit 1 („sehr gut"), 2 („gut"), 3 („mittel") oder 4 („schlecht") bewertet. Die Zeitdauer bis zum erzielten

Erfolg wurde in Wochen gemessen, ebenso das Anhalten des Erfolges bis zu einem Rückfall, soweit mir ein solcher bekannt war. Hier die Resultate:

Zur Methode der Einstellungsmodulation

Von den 300 Personen sind 12 % mit „reiner" Einstellungsmodulation und 25 % mit Einstellungsmodulation in Kombination mit anderen Verfahren behandelt worden, also insgesamt 37 %. Die „reine" Behandlungsform erbrachte einen durchschnittlichen Erfolg von 2,1, die kombinierte Form von 1,4. Die durchschnittliche Therapiedauer betrug bei der „reinen" Behandlungsform 3,3 Wochen, bei der kombinierten Form 4,8 Wochen. Ein Rückfall trat bei der „reinen" Behandlungsform (bei nur 3% der Patienten) nach durchschnittlich 18 Wochen ein, bei der kombinierten Form (bei 5 % der Patienten) nach 41 Wochen. Aus den Vergleichszahlen geht hervor, dass die Methode der Einstellungsmodulation einen guten bis sehr guten Erfolg verspricht, welcher in ca. einem Monat erreichbar und weitgehend nachhaltig ist.

Zur Methode der Paradoxen Intention

Von den 300 Personen sind 10 % mit „reiner" „Paradoxer Intention" und 20 % mit „Paradoxer Intention" in Kombination mit anderen Verfahren behandelt worden, also insgesamt 30 %. Die „reine" Behandlungsform erbrachte einen durchschnittlichen Erfolg von 2,5, die kombinierte Form von 1,3. Die durchschnittliche Therapiedauer betrug bei der „reinen" Behandlungsform vier Wochen, bei der kombinierten Form acht Wochen. Ein Rückfall trat bei der „reinen" Behandlungsform (bei nur 2 % der Patienten) nach durchschnittlich 67 Wochen ein, bei der kombinierten Form überhaupt nicht. Aus den Vergleichszahlen geht hervor, dass die Methode der Paradoxen Intention einen guten bis sehr guten und kurzfristig erreichbaren Therapieerfolg verspricht, der hohe Konstanz aufweist, und dies sogar bei Angststörungen, die seit vielen Jahren bestehen.

Zur Methode der Dereflexion

Von den 300 Personen sind 5 % mit „reiner" Dereflexion und 15 % mit Dereflexion in Kombination mit anderen Verfahren behandelt worden, also insgesamt 20 %. Die „reine" Behandlungsform erbrachte einen durchschnittlichen Erfolg von 2,8, die kombinierte Form von 1,6. Die durchschnittliche Therapiedauer betrug bei der „reinen" Behandlungsform 10 Wochen, bei der kombinierten Form 13 Wochen. Ein Rückfall trat bei der „reinen" Behandlungsform (bei nur 2 % der Patienten) nach durchschnittlich 19 Wochen ein, bei der kombinierten Form (bei nur 3 % der Patienten) nach 33 Wochen. Aus den Vergleichszahlen geht hervor, dass die Methode der Dereflexion einen guten bis sehr guten Erfolg verspricht, allerdings die Therapiedauer etwas länger und die Rückfallneigung etwas stärker ist als bei der Methode der Paradoxen Intention. (Hier sei angemerkt, dass ich mit zunehmender

Praxis später neue Wege fand, diese Methode gezielter und mit höherer Konstanz einzusetzen.)

Nachträglicher Kommentar

Ein bisschen muss ich schon schmunzeln, wenn ich mit meinen heutigen Erfahrungen zurückblicke auf jene Anfangserfolge, die ich noch ganz im Zeichen meiner universitären Kinderstube empirisch-statistisch einzufangen versucht habe. Die hohen Erfolgsziffern verdankte ich sicher auch meiner damaligen Blauäugigkeit, mit der ich die positiven Rückmeldungen meiner Klienten für bare Münze nahm. Sie spürten wohl mein enthusiastisches Engagement, mit dem ich mich in die Beratungstätigkeit hineinwagte, und honorierten es mir mit aufpolierten Feedbackbeteuerungen. Auch sind Klienten von Familienberatungsstellen im Allgemeinen nicht seelisch krank, zumindest nicht in schwerwiegendem Maße, was es leichter macht, ihnen beizustehen, als es etwa in psychotherapeutischen Ambulanzen der Fall ist.

Trotz alledem sind die Aussagen meiner damals errechneten Daten nicht wertlos. Denn sie berichten davon, wie großartig und effizient der Franklsche Ansatz wirklich ist. Wenn sogar eine frischgebackene Psychologin, die nur die Theorie kannte (Praktika waren in den 1970er-Jahren noch keineswegs üblich) und die unter niemandes Supervision stand, allein mit den „Tipps", die sie sich aus Frankls Vorlesungen und Büchern erarbeitet hatte, Menschen in den verschiedensten Nöten und Krisen so weit wieder aufzurichten vermochte, dass sie ihr freudig „Erfolge“ bestätigten, und dies innerhalb weniger Wochen und ohne allzu rasche Rückfälle in alte Problemstrukturen, dann sind das schon supergute Methoden. Mehr noch, dann muss hinter diesen Methoden ein erstklassiges Konzept stehen, das dem Menschen in seiner dimensionalen Vielfalt erstaunlich gemäß ist. Nach wie vor bin ich überzeugt, dass es die Einbeziehung der geistigen Person in das ganzheitliche Geschehen ist, die letztendlich den Schlüssel zum „Erfolg“ liefert. Freilich, die Seele ist ein weites Land (von der Psychologie mehr und mehr erforscht) – aber darüber wölbt sich der Himmel der Geistigkeit, und nur beides zusammen ergibt jenes humane „Landschaftsbild“, das den Anspruch erheben kann, annähernd stimmig zu sein. Zunehmend lernte ich, dieses „Bild“ im „Rahmen“ meiner Beratungstätigkeit voller Ehrfurcht zu erschauen …

Kreative Nachbetreuung von Suchtkranken[18]

Durch meine Arbeit im öffentlichen Dienst (1974 bin ich aus der Pfälzer Familienberatungsstelle in die Städtische Beratungsstelle von Wiesbaden übergewechselt) erlebte ich die krassesten Gegensätze in der Beratungssituation: Arbeitslose, Gewalttäter, Trinker, Exhibitionisten auf der einen Seite, wohlhabende Neurotiker, Direktoren, deren Kinder schulisch versagen, Manager, deren Ehen sich in Auflösung befinden, alternde Künstler mit Depressionen, suizidgefährdete Arztfrauen oder Gymnasiasten und existenziell frustrierte Studenten auf der anderen Seite.

Einladung nach Bielefeld[19]

Die Aufmerksamkeit der Fachwelt in Bezug auf die Franklsche Logotherapie stieg. Ich merkte es daran, dass meine freien Abend- und Wochenendstunden allmählich knapper wurden. Das Institut für angewandte Psychologie in Zürich bat um wissenschaftliche Unterlagen zu meinem Logo-Test, der dort Verwendung finden sollte. Ein Gastprofessor der Ruhr-Universität Bochum interessierte sich für meine Dissertation und ihre Ergebnisse, und die St. John's University von New York beauftragte mich, einen Ar-

---

18 Elisabeth Lukas, „Auch dein Leben hat Sinn", Herder, Freiburg/Br. [7]1991, Seite 242.
19 Elisabeth Lukas/Joseph Fabry, „Auf den Spuren des Logos", Seite 95f.

tikel über den Umgang mit der Sinnproblematik einzureichen. Dann kam - neben meiner „Müttergruppe", die auf der Beratungsstelle gut angelaufen war, und neben dem Schulschlussstress meines Sohnes - ein neuer Auftrag auf mich zu. Ich sollte auf der Jahrestagung der Fachkräfte für Suchtkrankenhilfe in Bielefeld das Hauptreferat übernehmen.

Meine Erfahrungen mit Suchtkranken waren nicht sehr üppig, doch hatte ich schon einige „Experimente" auf diesem Gebiet hinter mir. Dazu gehörte die Entwicklung eines „suggestiven Willenstrainings", dessen Zielsetzung darin besteht, verschüttete geistige Kräfte wieder verfügbar zu machen. Ich war bereit, mein Konzept der kritischen Beurteilung durch die Suchtspezialisten darzubieten.

Ein Konzept für Suchtkranke[20]

Bei eindeutiger Abhängigkeit, die selten vom Patienten selbst, sondern eher von Freunden oder Angehörigen vorgebracht wurde, habe ich stets meine Überredungskraft darauf verwandt, den Patienten zu einem geeigneten Klinikaufenthalt zu bewegen. Gleichzeitig war ich aber auch immer bereit, die Nachbetreuung zu übernehmen. Die physiologische Gesundheit war also die Voraussetzung für die logotherapeutische Hilfe in der Suchtkrankenbetreuung.

Diese Nachbetreuung nach der Entziehungskur habe ich in zwei Stufen aufgebaut, nämlich zuerst

20 Elisabeth Lukas, „Auch dein Leben hat Sinn", Herder, Freiburg/Br. [7]1991, Seite 213f und 224f.

noch auf psychologischer Ebene und danach erst auf höherem, geistigem Niveau. Dabei bemühte ich mich schon im psychologischen Bereich, die Weichen für die nachfolgenden Sinnfindungsgespräche zu stellen.

Die erste Stufe

Auf der ersten Stufe wurden Entspannungstechniken eingeübt, wobei der Patient an das Abhören von Kassetten gewöhnt wurde. Sobald er die körperliche Entspannung gut beherrschte, wurden Formeln zu einem von mir eigens entwickelten „suggestiven Willenstraining“ mit eingeflochten. Die auf Kassetten gesprochenen Übungen gab ich den Patienten mit nach Hause. Das hat sich nicht nur bei der Nachbetreuung Süchtiger, sondern auch bei einigen psychosomatischen Krankheitsbildern bewährt. Solange nämlich der Patient in der Sprechstunde des Therapeuten ist und dessen Sicherheit und Empathie spürt, fällt es ihm relativ leicht, sich zu beruhigen, feste Vorsätze zu fassen und sich einen neuen Anfang vorzustellen. Wenn der Patient jedoch wieder daheim ist und mit seinen schwankenden Stimmungslagen (Nachwehen der Sucht) dem normalen Tagesstress gegenübersteht, schnellt die Erregung wieder hoch, die innere Ruhe ist vorbei, die Vorsätze fallen, und der neue Anfang sieht fraglicher aus denn je. Von so jemandem zu verlangen, er möge sich auf sein Bett legen und eine Übung aus der Erinnerung machen, ist zu viel verlangt, denn dies würde mehr Konzentrationskraft erfordern, als der Patient zu diesem Zeitpunkt aufbringen kann.

Es ist von Vorteil, wenn der Patient dann eine Tonkassette hat, die er einfach einschaltet und abspielen lässt, während er sich entspannt; eine Kassette, die ihm die Stimme des Therapeuten wiederbringt und das Nachdenken abnimmt, damit er sich ganz der suggestiven Wirkung der Ruheformeln hingeben kann. Hinzu kommt bei Süchtigen, dass sie gewohnt gewesen sind, sich eines Hilfsmittels zu bedienen, um ihren inneren Zustand zu verändern. Man hat ihnen beim Entzug das Hilfsmittel weggenommen, gewissermaßen verboten – wie erleichtert sind sie, gibt man ihnen dafür ein anderes (harmloses) Hilfsmittel in die Hand: eine Kassette. Außerdem besteht bei Süchtigen generell eine erhöhte Suggestibilität, die nicht ungefährlich ist (weil sie sie für „Verleitungen" anfällig macht), die aber beim Einsatz von Tonkassetten den Stabilisierungsprozess positiv unterstützt. Die Worte des Therapeuten (der ihnen in Kurzformeln verpackt eine wachsende Willensstärke nahelegt) gerinnen allmählich zur eigenen Überzeugung.

Die zweite Stufe

Auf der zweiten Stufe begann die eigentliche logotherapeutische Intervention. Jetzt war es aus mit dem Selbstmitleid, mit dem Hader mit dem Schicksal und dem Gram über das bisherige Versagen. Der Patient wurde angehalten zu begreifen, dass er bei *seiner* Vergangenheit eminent stolz sein kann auf jeden positiven Schritt, den er aus eigenen Kräften tut und der ihn von seiner Suchtkarriere entfernt. Es sind sozusagen *zwei* Abhängigkeiten zu durchbrechen: die Abhängigkeit vom Suchtmittel und die Abhängigkeit von Vorgeschichten und „Umständen". Solange ein Patient sagt: „*Weil* ich den Eltern unerwünscht war, haben sie sich nicht um mich gekümmert, und ich bin auf die schiefe Bahn geraten", so lange hält ihn die schiefe Bahn fest. Erst wenn er den Mut aufbringt zu sagen: „*Obwohl* meine Eltern nicht gut für mich gesorgt haben, werde ich dennoch ein ordentliches Leben führen!", gibt ihn die schiefe Bahn frei.

Die negativen Erlebnisse eines ehemals Süchtigen müssen in einem Sinnzusammenhang aufgearbeitet werden, gleichsam rückwirkend ihren Sinn bekommen, dann sind sie auch überwindbar. Es ist zum Beispiel allgemein bekannt, mit welcher Begeisterung und mit welchem Engagement ehemals Süchtige bereit sind, selber in der Suchtkrankenhilfe mitzuwirken. Dies gibt ihnen das Gefühl, eine sinnvolle Aufgabe durchzuführen, bei der sie sogar noch ihre eigenen unglücklichen Erfahrungen verwerten können. Denn niemand kann die Befindlichkeit eines Sucht-Patienten nachfühlen wie sie! Ihre eigene überwundene Krankheit gewährt ihnen das Basisverständnis für den akut Süchtigen und eröffnet ihnen zudem noch dessen Vertrauen ... Man sollte diese großartige Chance eines jeden Menschen viel mehr nützen, eigene Fehler dadurch rückwirkend mit Sinn zu begaben, dass sie zur Veranlassung werden, anderen Menschen, die in den gleichen Fehler hineingeschlittert sind, aus dem Malheur herauszuhelfen ...

Ich habe mich, wenn dies möglich war, immer gerne an ehemals süchtige und inzwischen abstinente

Patienten von mir gewandt und sie gebeten, mich beim Überreden eines Neuankömmlings, er möge sich einer stationären Entziehungskur unterziehen, zu unterstützen. Diese ehemaligen Patienten haben allesamt ihre Sache ausgezeichnet gemacht. Sie spürten, dass sie für etwas gut waren, dass sie gebraucht wurden, und es war beeindruckend zu beobachten, wie sehr sie sich um jeden Neuling bemühten. Wenn in der Psychotherapie nur *dieses* Bewusstsein bei einem Patienten geweckt wird, *dass er gebraucht wird*, im Leben und vom Leben, in der Gemeinschaft und von der Gemeinschaft, dann ist schon unendlich viel erreicht worden.

Das „Konto" der sterbenden Frau[21]

Tatsächlich hängt von jedem das Wohl der Menschheit mit ab, ähnlich wie die Qualität einer tausend Kilometer langen Fernstraße von jedem Quadratmeter Beton abhängt, aus dem sie gebaut ist. Wehe, wenn ein Quadratmeter Beton auf der Straße fehlt, wenn stattdessen ein Loch vorhanden ist – die Straße kann zur Todesfalle werden. Auf ähnliche Weise fehlt jede unverwirklicht gebliebene Sinnmöglichkeit eines menschlichen Lebens in der Schöpfungsgeschichte; diejenige, die in einem Tun bestanden hätte, und diejenige, die in einem Nichttun bestanden hätte.

21 Elisabeth Lukas, „Heute ist der erste Tag vom Rest deines Lebens", Gütersloher Verlagshaus, Gütersloh 2007, Seite 173–177.

Wer arm ist und *nichts* im Kaufhaus stiehlt, hilft mit, dass Kaufhausdiebstahl nicht zunehmend zum „Kavaliersdelikt“ wird. Wer ein Leiden durchzustehen hat und *nicht* den Lebensmut verliert, hilft mit, dass andere Menschen ihren Lebensmut behalten. Schon das Nichtzufügen und Nichtweitergeben von Leid ist eine Leistung und insbesondere eine Aufgabe, die demjenigen zufällt, dem man ein solches Zufügen und Weitergeben aus schwerwiegenden Gründen zubilligen würde. Er kann wie sonst keiner beweisen, dass es auch „ohne“ geht.

Dass in jeder Lebensphase bis ins Sterben hinein Gutes bewirkt werden kann, und also das Wohl der Menschheit - in Miniausschnitten - von jedem, sogar noch von einem Sterbenden, abhängt, möchte ich mit einem bewegenden Erlebnis aus meiner eigenen Lebensgeschichte dokumentieren. Es offenbarte mir, wie wenig es uns zusteht, über den Sinn ausklingender Lebenszeit Schwerstkranker zu urteilen.

Ich hatte 1974 in meiner psychotherapeutischen Praxis eine Frau mittleren Alters kennengelernt. Eines Tages erkrankte sie an einer fortschreitenden Muskellähmung, die nicht aufzuhalten war und sich rasch verschlimmerte. Ich begleitete sie, und im gemeinsamen Suchen nach Akzeptanz des Unabänderlichen wuchs die menschliche Nähe zwischen ihr und mir. Schließlich lag sie im Hospiz auf „Endstation“, und es kam der Tag meines letzten Besuches. Sie konnte sich nicht mehr bewegen und kaum noch sprechen. Als ich mich über sie beugte, flüsterte sie mir ein paar Worte zu. „Ich habe ein Konto für Sie eröffnet", hauchte sie, „ein Konto bei unserem Herrgott. Darauf zahle ich Gebete für Sie ein." Das Sprechen strengte sie ungemein an, und ich schwieg vor lauter Ergriffenheit. Nochmals raffte sie sich zum Sprechen auf: „Wenn Sie einmal in Not sind, in großer Not, dann heben Sie von diesem Konto ab ..."

Die Frau starb, und mein beruflicher Alltag ging weiter. Eine Zeit lang dachte ich noch an sie zurück, aber bald war ich von den aktuellen Anforderungen der Gegenwart so stark beansprucht, dass mir ihre Worte entglitten. Ich vergaß sie.

Zwei Jahre später fand mein Erlebnis seine Fortsetzung. Es war an einem Herbstabend bei uns zu Hause. Mein Mann und ich warteten auf meinen damals zwölfjährigen Sohn, der von seiner Violinstunde zurückkehren sollte. Die Zeit verstrich, und Walter kam nicht. Wir warteten, und unsere Sorge stieg, wie es allen Eltern ergehen würde, deren Kinder sich abends nicht pünktlich einfinden. Mein Mann versuchte beim Konservatorium anzurufen, aber dort war schon geschlossen. Was sollten wir tun? Wir erwogen verschiedene Aktionen, doch letztlich schien es uns am vernünftigsten, daheim zu bleiben. Auch hofften wir immer noch auf eine harmlose Erklärung der Verspätung unseres Sohnes. Diese Hoffnung erfüllte sich nicht. Es läutete, und aus der Sprechanlage ertönte eine Stimme: „Hier spricht die Polizei. Bitte öffnen Sie!"

Wir wohnten damals in Wiesbaden in einem Hochhaus im sechsten Stock, weswegen die Beamten vom Öffnen des Haustores an, über das Herbeiholen des Liftes und die Fahrt in den sechsten Stock einige Zeit benötigten, um zu unserer Wohnung zu gelangen. Gewiss handelte es sich nur um wenige Minuten, aber jene Zeitspanne, in der mein Mann und ich an der Wohnungstüre standen und der Nachricht harrten, die uns gebracht werden würde, dünkte mich unendlich lang. Das kalte Entsetzen packte mich und wollte mir das Herz abdrücken. Der Boden unter meinen Füßen verlor seine Festigkeit, die Angst verschlug mir den Atem. Da tauchten aus den tiefsten Schichten meines Bewusstseins die Worte der todgeweihten Frau auf, und ich dachte mir: „*Jetzt* hebe ich vom Konto alles ab, was darauf ist! *Jetzt* rufe ich die ganze Gnade ab, die ein fremder Mensch für mich erbeten hat!" In derselben Sekunde war ich innerlich wieder gefasst. Meine Angst war nicht verschwunden, aber ich konnte sie ertragen. Ich konnte dem ins Gesicht sehen, was auf uns zukam; der Boden unter meinen Füßen stand wieder fest.

Die Geschichte hatte glücklicherweise ein Happy End; unser Sohn war zwar von einem Auto angefahren worden, hatte jedoch nur einen offenen Schienbeinbruch davongetragen, der in einem Vierteljahr ausheilte.

Dieses persönliche Erlebnis hat mir eine wichtige Einsicht beschert. Blenden wir auf die Situation der Frau im Krankenhaus zurück, wie ich sie seinerzeit angetroffen hatte: bewegungsunfähig daliegend, ohne Hoffnung auf Besserung. Genau genommen hatte die Frau noch so lange ausharren müssen, bis ihre Lähmung lebensnotwendige Funktionen erreicht hatte. Hätte man nicht geneigt sein können, ihrem

Leben jeglichen Sinn abzusprechen? Hätte man nicht in Versuchung geraten können, ihr jämmerliches Dasein als nutzlos und überflüssig einzustufen? Wären wir nicht verlegen verstummt, wenn uns jemand gefragt hätte, was gegen eine Abkürzung ihrer Leiden spräche?

Dennoch ist diese vermeintlich „überflüssige" Frau trotz ihrer immens eingeschränkten Bedingungen imstande gewesen, mir ein Geschenk darzubringen, das zwei Jahre später noch nachgewirkt und mir in einer extremen seelischen Notlage echte Hilfe gewährt hat.

Ich will gar nicht spekulieren, dass dank ihrer Gebete eine göttliche Kraft meinem Sohn an seinem Unfallort beigestanden hat – wer dürfte sich in solch metaphysische Höhen wagen? –, aber was ich bestätigen möchte, ist, dass die selbstlosen Abschiedsworte der Frau eine positive Ausstrahlung sondergleichen besessen haben, die nicht vergangen ist und mir in einem bedeutsamen Augenblick meines Lebens das Urvertrauen zurückgewann.

Woraus mag die Frau die Kraft geschöpft haben, statt mit ihrem Schicksal zu hadern und zu klagen, sterbend segensreich zu wirken? Hat sie auf das kleine Stückchen Himmel über den Ruinen ihres Daseins geblickt, über das Viktor E. Frankl schrieb: „Wie oft sind es erst die Ruinen, die den Blick freigeben auf den Himmel"? Hat sie dort, in leuchtenden Lettern eingebrannt, entziffert, dass wahrhaftig jedes Menschenleben Sinn hat, und sei es noch so elend?

Ich glaube, so war es.

Beratung an der Grenze von Leben und Tod[22]

Im Herbst des Jahres 1976 geschahen zwei Unglücksfälle, die das Steuerrad meines Lebens bewegten. Der erste war der (bereits erwähnte) Verkehrsunfall meines Sohnes, bei dem er sich einen offenen Schienbeinbruch zuzog. Ich beschloss, meine außerhäuslichen Aktivitäten eine Zeit lang zu bremsen, und lehnte ein Volkshochschulprogramm sowie ein Angebot des österreichischen Kulturinstituts, auf einer Tagung in Zagreb über Logotherapie zu sprechen, ab.

Eine zufriedenstellende Koordination von Familie und Beruf hat für mich zeitlebens ein hohes Gut bedeutet, und niemals wäre ich geneigt gewesen, meine Familie zu vernachlässigen um meines beruflichen Engagements willen. Ich weiß, dass viele meiner Kolleginnen die Zweigleisigkeit von Familie und Beruf als Belastung empfinden, doch für mich war sie stets eine enorme Bereicherung.

Der zweite „Unglücksfall" wurde durch das Inkrafttreten der deutschen Gesetzesreform des Paragrafen 218 StGB ausgelöst.

Schwangerenberatung[23]

Zunächst einige Anmerkungen zur Frage, ob das Leben bedingungslos bejahenswert ist.

22 Elisabeth Lukas/Joseph Fabry, „Auf den Spuren des Logos", Seite 98.

23 Elisabeth Lukas, „Psychologische Vorsorge", Herder, Freiburg/Br. 1989, Seite 232f.

Dazu möchte ich ein wenig ausholen und auf einen Zeitabschnitt meines Lebens zu sprechen kommen, von dem ich nicht gern spreche. Es war 1976. In Deutschland wurde der Schwangerschaftsabbruch in sozialen Notlagen legalisiert mit der Auflage, dass sich die schwangeren Frauen vor dem Eingriff über eventuelle Hilfsmöglichkeiten bei Austragung des Kindes beraten lassen. Ich war damals Psychologin in einer Familienberatungsstelle des öffentlichen Dienstes, und gleichsam über Nacht fiel diese Beratung in mein Aufgabengebiet. Nicht, dass ich mich gegen die Beratungstätigkeit gesträubt hätte, die ja im Sinne der Lebenserhaltung gedacht war, aber die Tätigkeit selbst deprimierte mich ungeheuerlich. Je mehr und je tiefer ich mit den abtreibungswilligen Frauen ins Gespräch kam, desto weniger hielt die Soziale-Notlagen-Fassade der Wirklichkeit stand. Das wird in anderen Ländern gewiss anders sein, aber hier bei uns waren Kredite für Häuser abzuzahlen, da war eine begonnene Ausbildung in Gefahr, da war die Lustlosigkeit, noch ein weiteres Kind großzuziehen, und da war die Selbstverwirklichung, die beschnitten werden könnte. Wahrscheinlich ist mir in meinem ganzen Leben nicht so viel vorgeschwindelt worden wie damals, aber für mein eigenes seelisches Gemüt kam immer noch zu viel zum Vorschein: zu viel an unerklärbaren, das heißt auch nicht mit echter Not erklärbaren Willensentscheidungen gegen das werdende Leben.

Doch die Erfahrung, auf die ich hier zurückgreifen möchte, handelt von einem Ausnahmefall. Von einem

Fall, bei dem alles echt war, die prekäre Situation der jungen schwangeren Frau, die zur Beratung gekommen war, genauso wie ihre Verzweiflung. Sie hatte bereits vier kleine Kinder in der viel zu engen Wohnung – und dazu einen arbeitslosen, jähzornigen und alkoholkranken Ehemann, der in keiner Weise für sie sorgte. Sogar Schläge waren zwischen den Eheleuten bereits gefallen. Ich muss gestehen, dass ich nach einem langen, ausführlichen Gespräch mit der jungen Frau selber nicht mehr sicher war, wie ich an ihrer Stelle entscheiden würde, so düster sah die Zukunft dieser Familie aus.

Umso mehr war ich überrascht, als die junge Frau einen Tag später nochmals bei mir erschien, hatte sie doch die erforderlichen Bescheinigungen in der Tasche und konnte sich jederzeit ins Krankenhaus begeben. Aber sie kam, weil sie meine Anteilnahme gefühlt hatte und weil inzwischen ein Ereignis eingetreten war, das sie mit mir besprechen wollte. Ihr Mann hatte just am Vortag Arbeit gefunden. Bei ihrer Heimkehr von unserem Gespräch hatte er sie mit dieser guten Nachricht empfangen und ihr fest versprochen, künftig auch etwas gegen seine Alkoholsucht zu unternehmen. „Glauben Sie", fragte mich die junge Frau, „dass dies ein Fingerzeig von oben ist, das Kind zu behalten?" Ach, das sind jene Augenblicke, in denen wir als Mensch und nicht als Fachkraft gefragt sind, weshalb ich auch einfach als Mensch antwortete und spontan sagte: „Wenn Sie es so sehen, wird es so sein." Es vergingen ein paar Minuten, dann fiel ihr Ja zum Leben des Kindes.

Ich habe die Frau noch ungefähr ein Jahr lang weiter betreut, bis ich 1977 nach München übersiedelte, um neue Aufgaben zu übernehmen. In diesem Jahr unterzog sich ihr Mann einer Entziehungskur und kam zu Eheberatungsgesprächen, was beides gute Früchte trug. Dank seines Arbeitsplatzes im Kühllager einer Lebensmittelfabrik konnte er den Speisezettel der Familie mit so manchen geschenkten Lebensmitteln aufbessern. Die drei ältesten Kinder wurden in einem Kindergarten aufgenommen, was die Mutter sehr entlastete. Das Kind, das sie unter ihrem Herzen trug, entpuppte sich nach seiner Geburt als ein goldiger kleiner Junge, der mit Freude empfangen wurde. Fast gleichzeitig mit seiner Geburt erhielt die Familie eine größere Sozialwohnung zugeteilt, auf die sie schon lange gewartet hatte. Es war verblüffend für mich, mit anzusehen, wie sich alles Schritt für Schritt von selbst einrenkte, nachdem ich doch zuvor die völlige Verzweiflung der jungen Frau miterlebt hatte. Ja, nachdem ich selber in meinem Innersten *einmal* unsicher geworden war! Fast drängte sich mir am Ende eine ähnliche Frage auf die Lippen, wie sie einst jene junge Frau mir gegenüber in den Raum gestellt hatte: „Glaubst du, dass dieser Fall ein Fingerzeig *von oben* war, niemals an einem ungeborenen Leben und seinen Chancen zu zweifeln?“ Ich vermute, das war es.

Ergänzende Anmerkung

Jedenfalls gab mir der „Fingerzeig“ einen entscheidenden Impuls. Da ich in Wiesbaden keine Chance bekam, in die Familien- und Lebensberatung zurückzukehren, fiel mein Blick auf eine andere Stadt: auf München, wo die Leitung einer psychologischen Beratungsstelle neu zu besetzen war. „Komm“, sagte mein Mann, „wir ziehen wieder einmal um!“ Gesagt, getan.

Ein Talent wird entdeckt

Niederschriften von neuen Konzepten

Es kam die Zeit, in der ich emsig psychotherapeutische Erfahrungen sammelte, moderne verhaltenstherapeutische Techniken mit logotherapeutischen Verfahren verglich, Kombinationskonzepte ausprobierte und das mir schon zutiefst vertraute Franklsche Gedankengut für neue Einsatzgebiete weiterzuentwickeln begann. Ich protokollierte Fallgeschichten und schrieb alles nieder, was mir beachtenswert erschien, wie zum Beispiel folgende Notizen:

Niederschrift 1[24]

In der Münchener Familien- und Lebensberatungsstelle, die ich von 1977 bis 1986 geleitet habe, ist unter anderem ein Projekt mit straffälligen Jugendlichen durchgeführt worden, das nach einigen Anlaufschwierigkeiten ein interessantes Resultat gezeitigt hat, von dem ich berichten möchte. Bei den Jugendlichen handelte es sich um Ersttäter, die von den zuständigen Jugendrichtern vorzeitig aus der Haft

24 Elisabeth Lukas, „Auf dass es dir wohl ergehe", Seite 63f.

entlassen worden waren, mit der Auflage, an therapeutischen Gruppensitzungen teilzunehmen. Projektziel war es, die Rückfallquote zu senken.

Unsere erste Konzeption, die eine Verhaltensänderung der Jugendlichen durch ein regelmäßiges soziales Training anpeilte, ging daneben. Jedes Training setzt ein hohes Maß an Eigenmotivation voraus, über das unsere Klienten nicht verfügten.

Unsere zweite Konzeption orientierte sich an den Problemen der jungen Leute im Bemühen, ihnen geeignete Problemlösestrategien an die Hand zu geben. Aber obwohl sie genügend Probleme mitbrachten und auch leidlich motiviert waren, mit der Gruppenleiterin über mögliche Lösungen nachzudenken, lief die Sache nicht wie gewünscht. Sie lief deswegen nicht gut, weil die erörterten Probleme - meist häuslicher oder beruflicher Art - schnell zu Entschuldigungsgründen für das begangene Fehlverhalten heranwuchsen, was eine nachträgliche Berichtigung der Schuld scheinbar überflüssig machte.

Im dritten Anlauf zogen wir endlich das Franklsche Menschenbild zurate. Wir fassten den Mut, Schuld allen widrigen Milieuumständen zum Trotz als Schuld stehen zu lassen, allerdings nicht im Sinne einer Anklage oder eines Vorwurfs, sondern als Anstoß zur Besinnung auf die urmenschliche „Herzensweisheit", die jeder der jungen Straffälligen unabhängig vom äußeren Milieu in sich trug. Nach dem Motto „Die Mitwelt kann mich nicht komplett gestalten, ich aber kann sehr wohl mich selbst gestalten" gingen wir dazu über, ihnen gerade aus dem Beweis, wie *frei* sie in Wirklichkeit gewesen waren, irgendeine *Untat* zu begehen, den Beweis herzuleiten, wie *frei* sie auch jetzt noch wären, *verantwortungsbewusste Taten* in die Welt zu setzen. Taten, die rückwirkend alles Negative, das sich in ihren jungen Leben eingenistet hatte, aufzuwiegen vermöchten. Auf einmal bewegte sich etwas in den Gruppen. Eine neue Erkenntnis dämmerte durch Spott, Verlegenheit, Zynismus, Gleichgültigkeit und Verwahrlosungsschäden hindurch. Der eine oder andere Jugendliche nahm sich „die Freiheit zur verantwortungsbewussten Tat“ und stellte dabei überrascht fest, dass er ihrer fähig war. Das spornte die anderen an, und fast unbemerkt sank im ständigen Auf und Ab die Rückfallquote.

Niederschrift 2[25]

Wir haben in unserer psychologischen Beratungsstelle ein therapeutisches Experiment unternommen, und zwar mit sechs extrem aggressiven Kindern, die seit Langem ihren Eltern große Sorge bereiteten, weil sie mit ihren Spielsachen nur destruktiv umgingen. Es waren Kinder, die einen neuen Teddybären zwei Tage lang besaßen, dann war sein Bauch aufgeschlitzt und ein Bein ausgerissen. Kinder, die ein neues Spielzeugauto dazu benützten, die Räder abzumontieren und die Antennen abzubrechen. Kinder, die in den Bilderbüchern die Seiten zerknüllten und aus Bällen

25 Elisabeth Lukas, „Sinn in der Familie“, Herder, Freiburg/Br. [3]1995, Seite 28f.

die Luft herausließen. Kinder, die nicht spielen, sondern nur zerstören und das Zerstörte in die Ecke werfen konnten.

Ich bat die Eltern dieser Kinder, alle kaputten Spielsachen und deren Bestandteile aufzuheben und zur ersten Therapiestunde mitzubringen. Unsere Heilpädagogin wurde nun angewiesen, mit den Kindern ein therapeutisches Werken besonderer Art zu unternehmen. Aus den mitgebrachten kaputten Materialien sollte nämlich Stück für Stück und in mühsamer Gemeinschaftsarbeit etwas Neues, Ganzes und Schönes gebastelt werden.

Alle Kinder mussten Ideen beitragen, denn die Dinge sollten nicht einfach repariert, sondern zu neuen Spielsachen kunstvoll zusammengebaut werden. Zum Beispiel wurden aus Puppenteilen und Kleidungsresten Vertreter verschiedener Kulturen nachmodelliert, mit jeweils einem typischen Gegenstand in der Hand. Die Kinder malten, nähten, feilten, hämmerten, stopften Bäuche aus, zogen Gesichter nach, klebten Hüte und strickten Ministrümpfchen, sie bastelten kleine Strohhütten und überzogen Tierfiguren mit Pelz- und Wollresten. Jedes vollendete Kunstwerk wurde einem der Kinder geschenkt.

Die Theorie, die hinter diesem Versuch stand, war die Einsicht, dass bei den Kindern ein *Wertebewusstsein* für die sie umgebenden Dinge erzeugt werden sollte. Sie wurden vom passiven Konsumieren der Güter weg zu einer zielgerichteten Aktivität geführt, bei der sie durch ihre Ideen und ihre Arbeit an einer Art „Schöpfungsprozess" teilhaben konnten.

Am Ende dachte keines der Kinder im Entferntesten daran, die mühsam hergestellten Gegenstände wieder leichtfertig zu zerstören. Eltern, die gesehen haben, wie behutsam und vorsichtig diese Kinder ihre selbst gebastelten Stücke nach Hause trugen, glaubten ihren Augen nicht zu trauen. Nach einem halben Jahr mussten wir die Therapie einstellen, weil wir keine kaputten Spielsachen als Grundmaterial mehr geliefert bekamen. Alle sechs Kinder hatten gelernt, adäquat mit ihren Sachen umzugehen. Ob wir das auch erreicht hätten, wenn wir (wie es damals in gängigen Psychologielehrbüchern empfohlen wurde) den Kindern wertloses Tongeschirr zur Verfügung gestellt hätten, das sie in den Therapiestunden an die Wände hätten schmettern können, „um ihre Aggressionen loszuwerden"? Ich glaube es nicht, aber ich bin eben von Frankl gegen mancherlei psychologische Irrlehre „geimpft". Meines Erachtens hätte sich ihre Aggressivität bloß potenziert.

Niederschrift 3[26]

Ich habe einmal einem interessanten Experiment mit Kindern beigewohnt. Es war Erdbeerzeit, und ein Mäzen unserer Erziehungsberatungstätigkeit hatte uns einen Karton mit reifen, teilweise überreifen Früchten für die heilpädagogischen Kindergruppen geschenkt. Wie sich zeigte, war ungefähr ein Sechstel der Erdbeeren schadhaft.

---

26 Elisabeth Lukas, „Rendezvous mit dem Leben", Kösel, München [3]2006, Seite 63f.

Als die Kinder nachmittags zur Therapiestunde kamen, bildete unsere Heilpädagogin zwei Gruppen aus ihnen und teilte auch die Früchte auf zwei Körbe auf. Die eine Kindergruppe erhielt die Aufgabe, alle genießbaren Erdbeeren aus ihrem Korb in eine Schüssel auszusortieren. Die andere Kindergruppe musste die verdorbenen Erdbeeren aus ihrem Korb herausholen. Als beide Gruppen mit der Arbeit fertig waren, wurde das Obst außer Sichtweite gebracht. Danach wurden die beiden Kindergruppen getrennt voneinander gebeten, zu raten, wie hoch der Anteil der guten Erdbeeren in der Gesamtmenge gewesen sei.

Das Ergebnis war verblüffend. Diejenige Gruppe, die sich zuvor mit den genießbaren Früchten beschäftigt hatte, einigte sich ziemlich exakt auf die wahren Proportionen. Diejenige Gruppe hingegen, die die verdorbenen Früchte hatte aussuchen müssen, schätzte den Anteil der guten Früchte um ein Vielfaches zu niedrig ein (auf kaum die Hälfte!), war also unangebracht „pessimistisch".

Können wir daraus nicht den Schluss ziehen, dass die geistige Konzentration auf Sorgen und Probleme in ähnlicher Weise auch den Erwachsenen den Blick verstellt auf die wahren Reichtümer der Seele, auf die unantastbaren Werte der menschlichen Existenz und auf die Sinnstrukturen, die sogar das unverrückbare Leid noch durchziehen? Helfen wir den Traurigen und Gebeugten, auf die guten Früchte ihres Lebens zu schauen, und sie werden aus dem Positiven, das sie wahrnehmen, die Kraft zur Versöhnung mit dem Negativen schöpfen!

Keine Wissenschaft kann den Sinn von Krankheit, Not und Schmerz in der Welt erklären, auch die Psychologie nicht. Aber *dass* der Mensch befähigt ist, selbst aus Krankheit, Not und Schmerz einen Sinn herauszuholen, indem er sich geistig darüber hinweghebt und auf diese Weise vielleicht zu seiner ureigentlichen Bestimmung findet, dafür bürgt die Logotherapie. Das Kreuzzeichen, das im christlichen Abendland seit Jahrhunderten als Symbol des Leidens gilt, ist in einer anderen (musikalischen) Symbolik zugleich ein Pluszeichen. Wer wollte bei dieser Parallelität nicht nachdenklich werden?

Entwicklung effizienter Gruppentherapien[27]

Vor mehreren Jahren war ich eingeladen worden, bei einer gruppentherapeutischen Sitzung als Kotherapeutin mitzuwirken. Es saßen ungefähr 20 Leute im Raum, Leute mit zum Teil schweren psychischen Leiden. Es war ihnen erlaubt, über alles, was sie wollten, zu sprechen, und so sprachen sie über ihre Probleme. Besonders eine Frau aus dieser Runde riss das Wort an sich und erzählte kompromittierende Storys über ihre Ehe im Detail. Die anderen Gruppenteilnehmer hörten mit deprimierten Gesichtern zu und gaben gelegentlich Ratschläge von sich, die von besagter Frau sofort abgewehrt wurden. Schlug etwa jemand vor, sie solle doch mit ihrem Mann ein ernst-

27 Elisabeth Lukas, „Auch dein Leiden hat Sinn", Herder, Freiburg/Br. [6]1998, Seite 160.

haftes Gespräch führen, erklärte sie kurzerhand, mit *dem* könne man nicht sprechen. Meinte ein anderer, sie solle sich von ihrem Mann trennen, rief sie spöttisch, sie habe nicht vor, von Almosen zu leben. Nach zwei Stunden waren alle erschöpft, und die Sitzung wurde beendet.

Nachdenklich betrachtete ich die Gesichter der sich verabschiedenden Teilnehmer: Sie wirkten traurig, unbewegt, leer. Selbst ich konnte mich einer leichten Resignation nicht entziehen; gar zu viel „Schmutzwäsche" war in den zwei Stunden „gewaschen" worden. Nicht einmal die Frau, die ununterbrochen von ihren Eheproblemen erzählt und alle möglichen Kommentare dazu gehört hatte, schien irgendwie erleichtert oder befreit zu sein. Nein, sie wischte sich beim Hinausgehen mit einem Taschentuch über die Augen.

Damals beschloss ich, eine neue Form von Gruppenpsychotherapie zu kreieren, eine humane Form, und so wurde der Gedanke an die *Dereflexionsgruppe* und den *Logotherapeutischen Meditationskreis* geboren. Was mir vorschwebte, das war eine Gruppe problembelasteter Personen, die die Gruppensitzung mit *frohen* Gesichtern verlässt, und das konnte nur geschehen, wenn vorher nicht ständig und ausschließlich im Negativen gewühlt und über persönliche Schwierigkeiten geredet wurde, sondern wenn stattdessen zunehmend Lichtblicke der Ermutigung und der Hoffnung aufblitzten.

Zur Dereflexionsgruppe[28]

Nehmen wir beispielsweise an, jemand hat eine psychogene Sprechstörung gehabt und es konnte ihm geholfen werden. Er kann wieder normal sprechen und wird aus der Therapie entlassen. Wird er sich nicht insgeheim in seinem gewohnten Alltag beobachten, ob seine Stimme erneut wegbleibt? Wird er nicht bei jedem Anzeichen von Heiserkeit in Panik geraten, und wird nicht genau diese angespannte, im Hintergrund seines Denkens lauernde Konzentration auf das frühere Problem just das Problem irgendwann auferstehen lassen? Die Dereflexionsgruppe kann diese Gefahr bis zu einem gewissen Grad bannen, weil der Patient in ihr lernt, seine Konzentration von sich selbst abzuziehen und die negativen Möglichkeiten seines Lebens hintanzustellen, um sich stattdessen seinen sinnvollen mit voller Kraft zu widmen.

Zu diesem Zweck wird in der Dereflexionsgruppe gleich zu Anfang eine Klausel vereinbart. Mit den Teilnehmern wird abgemacht, dass niemand über etwas Negatives sprechen darf, das ihn selbst betrifft. Dies lockert die unglückselige Überbeachtung kleiner „Unpässlichkeiten", die für neurotisches Verhalten typisch ist. Da über jedes Thema zu sprechen erlaubt ist, bloß nicht über etwas Negatives, das einen selbst betrifft, sehen sich die Teilnehmer gezwungen, ihre Krankheit verschärfenden und Krankheiten auslö-

28 Elisabeth Lukas, „Lehrbuch der Logotherapie", Seite 206f, 210.

senden Grübeleien über aufgebauschte Ärgernisse für die Dauer der Gruppenstunde loszulassen und sich erfreulicheren Inhalten zu widmen.

Erfahrungsgemäß stimmen die Teilnehmer ohne Vorbehalte zu, sobald ihnen diese Klausel unterbreitet wird, denn auch sie wollen kein selbstmitleidiges Gejammer seitens der anderen Teilnehmer anhören. Sie stimmen also zu - und dann wird es verdächtig still. Kaum einer ist in der Lage, ein gehaltvolles Gespräch über etwas Positives bzw. nicht ihn selbst Betreffendes in Gang zu bringen. Diese Stille ist Symptom, ist Indikator für die massive Übersensibilität der Gruppenteilnehmer, die tief in ihre Problemgrübeleien verstrickt sind.

Nach diesem „Stoppschild" muss der Therapeut „Wegweiser" setzen, indem er kleine Anregungsimpulse präsentiert. Er kann ein symbolträchtiges Bild oder einen Spruch auf den Tisch legen und um Assoziationen bitten. Das afrikanische Sprichwort: „Du weißt nicht, wie schwer die Last ist, die du nicht trägst" liefert zum Beispiel einen idealen Diskussionseinstieg. Er kann auch ein Thema anschneiden wie das Thema „Nachbarn" oder „vergangener Sommer", und Assoziationen dazu einsammeln. Sollte ein Teilnehmer die Klausel brechen und etwa eine lange Beschwerdeklage über seinen Nachbarn anstimmen, erhält er eine „Sonderaufgabe". Er soll dann bis zur nächsten Gruppenstunde alles Liebenswerte über diesen Nachbarn zusammensuchen, das er nur finden kann. Es ist faszinierend, was dabei an positiven Impulsen zutage tritt; was durch die seelischen

Schichten der Verbissenheit und Verhärtung an guten Einsichten noch durchstoßen kann.

Nach vier bis fünf Gruppensitzungen beginnen die Teilnehmer eifrig mitzuarbeiten. Sie fangen an, „Tagebücher der schönen Stunden" zu schreiben, oder ermutigen sich gegenseitig, ihre Begabungen zu nützen und für die Mitwelt verfügbar zu machen. Sie kontrollieren sich auch gegenseitig im Hinblick auf die Klausel, doch bedarf es dieser bald nicht mehr, weil ein heilsamer Lernprozess voranschreitet, der die Überbewertung des Negativen zügig abklingen lässt.

Zum Logotherapeutischen Meditationskreis[29]

Im Logotherapeutischen Meditationskreis geht es nicht um ein Hervorkitzeln und Begutachten verdeckter Emotionen, sondern um horizonterweiternde Gedankenspaziergänge auf philosophischen Wegen. Die Patienten werden einer psychohygienisch gesunden Lebensphilosophie zugeführt, ohne dass ihre persönlichen Glaubenskonzepte dabei angetastet werden. Eine positive, lebensbejahende Philosophie sowie ein fester Glaube sind ja des Menschen Rückgrat und Rückhalt, vor allem in sorgenvollen Zeiten. Sie tragen, halten und schützen auch dann noch, wenn ringsum vieles zusammenbricht.

Nun hat es die Logotherapie insofern leicht, als es kaum eine andere psychotherapeutische Richtung

29 Elisabeth Lukas, „Heute ist der erste Tag vom Rest deines Lebens", Seite 159–161.

gibt, die so viele philosophische Elemente enthält wie sie. Sie ist praktisch konkordant mit dem alten Weisheitsschatz der Menschheit, wie er uns in Fabeln, Legenden, Gleichnissen und Gedichten gegenübertritt, immer wieder auf rechte Haltungen, kühne Ideale und schlichte Einfachheit verweisend. Gelingt es in den Gruppengesprächen, einige solcher „philosophischen Edelsteine" einzusammeln und zu einem gemeinsamen „Schmuckstück" aneinanderzureihen, bleibt der psychologische Erfolg nicht aus. Die Teilnehmer gewinnen an Gelassenheit, Zufriedenheit und Stabilität. Sie leben sinnvitaler und lassen manches los: Veraltetes, Überflüssiges, Störendes. Wer loslässt, hat die Hände frei! Dafür verankern sie anderes in ihren Herzen, das sie fortan begleiten soll: Dankbarkeit, Güte, Respekt …

Hier ein paar Mustertexte aus dem genannten Weisheitsschatz, die in logotherapeutischen Meditationsgruppen Verwendung finden:

Es gibt keinen schöneren,
aber auch keinen schicklicheren
Rahmen um einen großen Schmerz
als eine Kette von kleinen Freuden,
die man anderen bereitet.
(Friedrich Schleiermacher)

Ich weinte, weil ich keine Schuhe hatte,
bis ich einen Mann traf,
welcher keine Füße hatte.
(Helen Keller)

Die Menschen, denen wir eine Stütze sind,
die geben uns Halt.
(Marie von Ebner-Eschenbach)

Auch aus Steinen,
die einem in den Weg gelegt werden,
kann man Schönes bauen.
(Johann Wolfgang von Goethe)

Leuchtende Tage ...
weine nicht,
dass sie vorüber,
sondern lächle,
dass sie gewesen.
(Immanuel Kant zugesprochen)

Wer weiß, dass es Meditationsformen gibt, bei denen sinnlose Silben wiedergekäut werden, um den Meditierenden zu helfen, innerlich „leer“ zu werden, kann im Vergleich dazu vielleicht ermessen, um wie viel fruchtbarer es ist, ihnen zu helfen, innerlich „voll“ zu werden, nämlich voll an guten Gedanken. Es gibt keine bessere Rückfallprophylaxe als diese.

Frankl: „Das möchte ich noch erleben …“[30]

Nach meinen Beobachtungen gibt es zwei Hauptarten der Sinnfindung bzw. Sinnentdeckung. Bei der ersten Art drückt „sich“ eine Person aus, und zwar bringt sie „sich“ in einem erweiterten, verbesserten Entwurf zum Ausdruck. Bei der zweiten Art wird die Person be-eindruck-t, und zwar wird sie eines Weiteren, Besseren eindrück-lich gewahr. Beides verändert die Person in ihrem Sosein, schafft eine Intensivierung ihres Daseins, lockt sie in höhere Entwicklungsbahnen. Demnach wird immer dann Sinn entdeckt, wenn Be-*eindruck*-barkeit und *Ausdrucks*fähigkeit des Menschen am Werke sind, wenn er mit der Außenwelt auf eine Weise kommuniziert, die konstruktive Veränderung bewirkt. Konstruktive Veränderung von Person und Außenwelt.

Sehen wir uns dies an einigen konkreten Beispielen an und beginnen wir mit der ersten Art der Sinnentdeckung, die damit zu tun hat, dass eine Person „sich“ in einem erweiterten, verbesserten Entwurf zum Ausdruck bringt.

Beispiel

Ein Bericht in eigener Sache: Der liebe Gott hat mir ein Talent in die Wiege gelegt, das wahrhaftig Mitgift und keineswegs persönliches Verdienst ist: Ich kann flüssig schreiben. Es fällt mir leicht, Texte zu verfas-

30 Elisabeth Lukas, „Alles fügt sich und erfüllt sich“, Profil, München 2009, Seite 10–12.

sen. Aber was nicht mit drin in der Wiege lag, war ein Mir-bewusst-Sein dieses Talentes. Ich habe schon während meiner Schulzeit Geschichten, Balladen und Hörspiele geschrieben, aber nie bemerkt, dass sich dahinter mehr als ein Freizeitvergnügen verbergen könnte. Durch Studium, Familiengründung und Berufstätigkeit bedingt fehlte mir später die Zeit, dieses Hobby weiter zu pflegen. Im Zusammenhang mit meiner zunehmenden Berufspraxis wurde ich jedoch öfter gebeten, Vorträge zu unterschiedlichen psychologischen Themen zu halten, und begann – mündlich weniger fit als schriftlich – Vortragsmanuskripte auszuarbeiten, in die meine zahlreichen Notizen mit einflossen.

Zu Beginn des Jahres 1979 kam mein ehemaliger Lehrer Viktor E. Frankl, dem ich wieder einmal ein solches Vortragsmanuskript zur Information und allfälligen Korrektur eingeschickt hatte, zu uns auf Besuch. Er äußerte sich wohlwollend darüber und sagte lächelnd, dass er sich vor seinem Tod nur noch eines wünsche, nämlich ein Buch von mir, in welchem meine gesammelten Erfahrungen mit der Logotherapie niedergelegt wären. „Das möchte ich noch erleben …", waren seine Worte. Geschmeichelt lächelte ich zurück, und nichts bewegte sich in mir. Bis ich ein paar Tage später hörte, dass er eine Herzattacke erlitten hatte und in eine Klinik eingewiesen worden war. Da wusste ich, was ich tun musste, und innerhalb von zwei Monaten war mein Erstlingswerk fertig.

Während der ganzen Zeit des Schreibens tauchte der Gedanke, irgendein Verlag könnte mein Manuskript nach Fertigstellung publizieren, kein einziges Mal in mir auf, so erstaunlich dies heute scheinen mag. Doch damals war für mich nur der Moment wichtig, in dem ich vor meinen alten Lehrer treten würde und ihm, der mich gefördert und geschult hatte, das vollendete Buch überreichen würde. Wichtig war nur der vor seinem Tod zu erfüllende Wunsch. Durch den verblüffenden Erfolg meines Erstlingswerkes habe ich verstanden, dass mir eine Gabe verliehen ist, die für andere fruchtbar zu machen ich verpflichtet bin. Ich wollte einen Wunsch erfüllen und habe einen Sinn entdeckt …

Ergreifende Gedenkfeier in Türkheim[31]

Schon einmal war die Stadt Freiburg für mich eine Pforte gewesen, durch die ich Neuland betreten hatte, nämlich 1975, als ich den ersten Logotherapie-Vortrag meines Lebens dort gehalten habe. 1980 öffnete sie erneut die Tore für mich, indem sie mich gnädig in die Reihe der Schriftsteller aufnahm. Die damaligen Lektoren des Verlags Herder wussten genau, dass sie mit mir als einer „blutigen Anfängerin unter den Federfüchsen" ein Risiko eingingen. Dennoch behielten sie die Botschaft im Auge, die ich den Leserinnen und Lesern zu bringen imstande war: die Botschaft vom „Sinn der Suche nach Sinn". Zu einer Zeit, in der Pornografie, Psychothriller und Horrorgeschichten

31 Elisabeth Lukas/Joseph Fabry, „Auf den Spuren des Logos", Seite 120–122.

die Hits am Büchermarkt waren, gaben Peter Raab und Ludwig Muth mir und meinen Darlegungen eine Chance. Viktor E. Frankl, von einer Amerika-Tournee zurückkehrend, schrieb auf dem Rückflug ein wohlwollendes Vorwort für mein erstes Buch.

Kurze Zeit später bat uns Frankl, seine Frau und ihn im Auto von München nach Türkheim (einen ländlichen Ort ca. 70 km westlich von München) zu bringen, wo er eine kleine Gedenkfeier an seine Gefangenschaft und Befreiung Ende des Zweiten Weltkrieges abzuhalten gedachte. In Türkheim hatte sich nämlich jenes Dachauer Außenlager befunden, in das er nach einer furchtbaren Odyssee durch andere Stätten des Grauens als letztes eingewiesen worden war und von wo ihn texanische Soldaten mehr tot als lebendig herausgeholt hatten. Nach seiner Freilassung waren er und die übrigen Überlebenden von Bauern aus der Umgebung mit Nahrungsmitteln versorgt worden, mit Brot, Kartoffeln und saurer Milch. Das hatte Frankl 35 Jahre lang nicht vergessen, und nun kam er, um den örtlichen Bauernfamilien seinen Dank abzustatten. Er lud alle, die damals mitbeteiligt gewesen waren und die aufzufinden ihm der Pfarrer des Ortes geholfen hatte, zu einem Mittagessen in ein Dorfrestaurant ein und schenkte ihnen einen ganzen Tag seines Lebens.

Für meinen Mann und mich, die wir zu jung waren, um bei Kriegsreminiszenzen mitreden zu können, und die an jenem Ausflugstag eigentlich nur die „Chauffeur-Rolle“ innehatten, war es ein denkwürdiges Ereignis. Einfache alte Menschen, die einmal, als es darauf angekommen war, ihre Güte unter Beweis gestellt hatten, saßen dem weltberühmten Universitätsprofessor gegenüber, zutiefst ergriffen, als er ihre Hände drückte und seinen Dank aussprach. Ob sie wohl spürten, dass eine so positive und menschenwürdige Psychologie nicht zuletzt deswegen hat entstehen können, weil es zu einer bestimmten Zeit im Jahr 1945 ein positives und menschenwürdiges Handeln in ihrem Heimatort gegeben hat?

Zweiter Logotherapieweltkongress in Hartford[32]

Im Frühjahr 1982 trat zur allgemeinen Sorge um die Weltsituation, die nicht die beste war, die Sorge um die Gesundheit von Viktor E. Frankl hinzu. In seiner Halsschlagader hatte sich ein Blutgerinnsel gebildet, welches entfernt werden musste, wobei es sich um eine komplizierte stundenlange Operation handelte.

Abgesehen vom Risiko war der Zeitpunkt seiner Erkrankung denkbar ungünstig, weil im April der Zweite Weltkongress für Logotherapie in Hartford/Connecticut mit ihm als Festredner angesetzt war. Elisabeth Kübler-Ross und mir blieb es vorbehalten, ihn zu „ersetzen“ – eine undurchführbare Aufgabe.

Obwohl ich nicht zum ersten Mal in Amerika weilte, empfand ich die einerseits imponierende, andererseits erschreckende Fremdheit des Kontinents deutlicher als sonst. Während das internationale Treffen

32 Elisabeth Lukas/Joseph Fabry, „Auf den Spuren des Logos“, Seite 136–138.

hunderter Logotherapie-Interessenten in bunter Mischung zu den imponierenden Impressionen zählte, gehörte der Tagungsort zu den erschreckenden Aufenthaltsbildern. Bis auf einen jämmerlichen Park gab es keinen grünen Grashalm und kein grünes Blatt in dem Industriezentrum von Hartford, sondern einzig und allein Beton, Schmutz und Autogestank. Und während in den Tagungsräumen über „Sinn" in allen Variationen debattiert wurde, zeigte sich außerhalb davon die offensichtliche Sinnlosigkeit, die dem Zerstörungswerk des Menschen an der Natur anhaftet, in gnadenloser Intensität. Vielleicht war meine Schwermut aber auch nur geprägt von der Trauer aller Gäste über die Abwesenheit von Frankl …

Aber nicht nur in Amerika tat sich „Logotherapeutisches", auch Europa war hellhörig geworden. Innerhalb weniger Monate vor und nach dem Kongress hatte ich Kontakt mit Vertretern der Johann Wolfgang Goethe-Universität zu Frankfurt, der Akademie der Wissenschaften in der DDR und der Humboldt-Universität zu Berlin, der Evangelischen Akademie in Tutzing, der Wilhelm Preck-Universität zu Rostock, der Justus Liebig-Universität in Gießen, der Norddeutschen Gesellschaft für angewandte Tiefenpsychologie, der Eberhard Karls-Universität in Tübingen, den Universitäten von Köln, Kiel und Würzburg sowie mit dem Saarländischen Rundfunk, die allesamt das Werk Frankls schätzten und würdigten. An der Universität Würzburg zum Beispiel wurde unter der Leitung von Ludwig Pongratz und Hilarion Petzold ein gigantisches Dokumentations- und Filmprojekt über die „Humanistische Psychologie“ eingeleitet, bei dem die Logotherapie einen wichtigen Platz einnehmen sollte.

Zu den „Rufen“ aus Amerika und Europa, die ich vernahm, gesellte sich sogar noch eine Stimme aus Australien. Ich wurde – gerade nachdem ich meine Dereflexionsgruppe zum Leben erweckt hatte – gebeten, einen Aufsatz über die Anwendung der Dereflexion für ein klinisches Kompendium nach Australien zu schicken. Sollte die Fama meiner bescheidenen Arbeit bis ans „Ende der Welt“ gedrungen sein?

Produktive Schaffensperiode

Der inneren Stimme gehorchen[33]

Ich möchte anhand einer persönlichen Begebenheit demonstrieren, was unter der „inneren Stimme" zu verstehen ist, auf die Dichter, Künstler, Propheten, Therapeuten oder Exerzitienmeister gerne verweisen.

Persönliche Geschichte

Ich habe herzensgute Eltern gehabt. Nach dem frühen Tod meiner Mutter hat mein Vater ein zweites Mal geheiratet. Er lebte in Wien (wo auch ich geboren bin). Da ich 1972 mit meinem Mann nach Deutschland gezogen war, sahen mein Vater und ich uns in den darauffolgenden Jahren selten, aber wenn wir uns trafen, freuten wir uns sehr.

In den Jahren 1981/82 veränderte sich mein Vater. Er wurde desinteressiert, gleichgültig, abweisend, und wenn ich nach Wien zu ihm auf Besuch kam, registrierte er es kaum. Mich bedrückte dies, weil es keinerlei Grund für eine Unstimmigkeit zwischen uns gab. Mein Vater war einfach nicht mehr wie frü-

33 Elisabeth Lukas, „Familienglück", Kösel, München 2001, Seite 172f.

her, und ich verstand nicht, wieso. Es nützte nichts, ihn zu fragen. Er gähnte sofort und verschanzte sich hinter seiner Müdigkeit.

Im Dezember 1982 kam mein viertes Buch auf den Markt. Als ich kurz vor Weihnachten nach Wien fuhr, nahm ich ein Exemplar meines frisch gedruckten Buches mit und überreichte es meinem Vater nach der Begrüßung. Er betrachtete das Buch kurz und gab es mir mit der Bemerkung, ich könne es behalten, weil er es sowieso nicht lesen werde, zurück. Ich kann mich heute noch erinnern, wie mich damals eine Welle des Ärgers erfasst hat. Ich war von der Reaktion meines Vaters betroffen. Meines Erachtens hätte ein selbst geschriebenes Buch der Tochter einen Wert für ihn besitzen sollen, unabhängig davon, ob er zum fachlichen Inhalt des Buches einen Bezug hatte oder nicht. Ich war nahe daran, meinem Ärger Luft zu machen, aber während ich dazu ansetzte, hielt mich etwas zurück. Ich kann es nicht anders ausdrücken als mit der Metapher: *Eine innere Stimme hielt mich zurück*. Sie wisperte: „Sei still!" Also steckte ich mein Buch wieder ein und schwieg.

Vom psychologischen Standpunkt aus ließe sich allerhand in diese Szene hineininterpretieren. Man könnte meinen, ich habe mich nicht getraut, gegen meinen Vater aufzumucken. Ich sei in meine Kindrolle zurückgefallen und habe mich vor dem gestrengen Herrn Papa geduckt. Doch das stimmte nicht! Ich hatte nicht die geringste Bange vor einem Disput mit ihm. Ich verzichtete bloß darauf, ganz und gar freiwillig, einer seltsamen Gewissheit folgend, dass dies aus unerfindlichen Gründen das einzig Richtige war.

Ein Jahr später klärte sich das Rätsel auf. Bei meinem Vater wurde ein faustgroßer Gehirntumor festgestellt und operativ entfernt. Er starb bei dem Eingriff. Ich erfuhr von den Ärzten, dass der Tumor über Jahre gewachsen und meines Vaters Denk- und Empfindungsvermögen erheblich beeinträchtigt haben musste, ohne dass jemand eine Ahnung davon gehabt hätte.

Viktor E. Frankl hat uns überzeugend dargelegt, dass nicht nur ein triebhaft Unbewusstes, sondern auch ein *geistig Unbewusstes* im Menschen wohnt. Besonders existenziell bedeutsame Entscheidungen werden häufig in einer geistig unbewussten Tiefensphäre getroffen, die dem Verstand verschlossen ist. Zum Beispiel ist es unbegreiflich, warum man einen bestimmten Menschen liebt, einen unter zahllos vielen, der einem wert und teuer ist wie niemand sonst. Ähnlich ist der Entwurf eines lyrischen Werkes oder eines Musikstückes nicht logisch erhellbar – Intuition und Inspiration bleiben vom Geheimnis umwoben. Liebe und Kunst sind auch unendlich mehr als Gefühlsanwandlungen. Sie sind geistige Akte, die im Vollzug sogar widrige Gefühle in Kauf nehmen, wenn es unumgänglich ist. Exakt so auch das Gewissen: Es gleicht einer aus geistig unbewusster Tiefe empor hallenden Stimme, die uns (weder rational noch emotional erklärbare) Impulse einhaucht, welche höchstens im Nachhinein „rationalisiert" oder „emotionalisiert" werden können. Impulse, die uns zu nichts zwingen, aber unbeirrbar das ständig wechselnde Eine anpeilen, das in jeder Situation nottut – zum Wohle aller Beteiligten.

Dritter Logotherapieweltkongress in Regensburg[34]

Trotz des großen Echos aus der Fachwelt besaß Europa noch nicht das breite Publikum, das die Logotherapie von der Basis her „anschob", wie es in Nordamerika – und mittlerweile auch in Südamerika – der Fall war, wo Hunderte und Tausende Menschen von Frankls mündlichen und schriftlichen Ausführungen bewegt und überzeugt waren und davon profitierten. Es fehlte ein europäischer Auftakt, sozusagen die Ouvertüre zu einer neuen Art von Musik im psychotherapeutischen Gesamtorchester.

Deswegen war die Idee, den Dritten Weltkongress für Logotherapie unter amerikanischer Regie und mit einem zweisprachigen Programm in Deutschland stattfinden zu lassen, vernünftig. Damit konnte die Logotherapie heimgeholt werden in den deutschsprachigen Raum, dem sie entsprungen war, und über Deutschland hinaus auch nach Österreich, in das Land, in dem „der Prophet am allerwenigsten gilt, weil es sein eigenes ist".

Doch es tauchten unerwartete Schwierigkeiten auf, den Kongress wie ursprünglich geplant in Bremen durchzuführen. Da sprang mein Mann mit seinem

34 Elisabeth Lukas/Joseph Fabry, „Auf den Spuren des Logos", Seite 142–148.

Organisationstalent in die Bresche (er, der von sich zu sagen pflegte, dass er „mit der Logotherapie verheiratet sei") und erklärte sich bereit, das vielschichtige Management dieses Weltkongresses zu übernehmen - und zwar in Regensburg, wo wir gute Beziehungen zur Universität hatten. Dabei erging es uns wie jungen Eltern, die frohgemut ein Kind erwarten und zum Glück nicht wissen, was alles auf sie zukommt. Wir stolperten naiv in einen unglaublichen Berg an Zusatzarbeit hinein, die sich, im Nachhinein betrachtet, rundum lohnte. Karl Carstens, der damalige Präsident der Bundesrepublik Deutschland und ein großes Bewunderer Frankls, wurde unser Schirmherr. Er schenkte uns folgendes Grußwort an alle Kongressteilnehmer:

„Der Mensch kann nicht glücklich werden, wenn er sich nur mit sich selbst und seinen eigenen Problemen beschäftigt. Er braucht vielmehr eine Aufgabe, die über ihn hinausweist, eine Orientierung auf einen Lebenssinn, der außerhalb seiner selbst liegt. Viktor E. Frankl, einer der führenden Psychiater unserer Zeit, hat hierzu einmal gesagt: ‚Je mehr der Mensch aufgeht in seiner Aufgabe, je mehr er hingegeben ist an seinen Partner, umso mehr ist er Mensch, umso mehr wird er ganz er selbst. Sich selbst verwirklichen kann er also eigentlich nur in dem Maße, in dem er sich selbst vergisst.' Viele Menschen befinden sich heute in einer seelischen Not, weil sie für sich keinen Lebenssinn erkennen. Die Logotherapie kann Wege aufzeigen, die dem suchenden Menschen helfen, diesen Sinn zu finden. Ich grüße die Teilnehmer des

Dritten Weltkongresses für Logotherapie sehr herzlich und wünsche der Veranstaltung einen guten Verlauf."

Am 16. Juni 1983 war es so weit. Der Oberbürgermeister von Regensburg, der Rektor der Regensburger Universität und der berühmte Chor der „Regensburger Domspatzen" eröffneten die Kongresstage mit Lied und Wort. Autodidakten der Logotherapie wechselten sich danach in ihren Vorträgen mit Personen von Rang und Namen ab, die aus angrenzenden Fachgebieten kamen und sich der Logotherapie verbunden fühlten. Der Kongress geriet zum akademischen „Meetingpoint" – 24 Universitäten des In- und Auslandes waren in den drei darauffolgenden Tagen durch exzellente Referenten vertreten.

Die Zusammenschau der Universitätsinstitute, die Referenten zum Weltkongress entsandt hatten, erlaubte eine interessante Schlussfolgerung. Sechs deutsche und eine österreichische Universität standen elf Universitäten der USA, drei kanadischen, einer Puerto-Ricanischen, einer südafrikanischen und einer israelischen Universität gegenüber. Die Relation des Bekanntheitsgrades der Logotherapie insbesondere zwischen Nordamerika und Europa spiegelte sich in diesen Zahlen wider, wobei bedacht werden muss, welch weiten Anreiseweg und welch finanzielles Opfer manch ausländischer Referent auf sich genommen hatte, um mit dabei zu sein …

Parallel dazu faszinierten die Beispiele der Experten aus der klinischen und psychiatrischen Praxis, etwa von Hiroshi Takashima, dem Direktor eines Zentrums für Psychosomatische Medizin in Tokio/Japan, oder von Walter Pöldinger, dem Chefarzt der Kantonalen Psychiatrischen Klinik in Wil/Schweiz. Obwohl das „leuchtendste Beispiel" nicht von den Experten, sondern von einem jungen Mann aus Texas namens Jerry Long erbracht wurde, der, vom Hals abwärts gelähmt und in einem Spezialrollstuhl angeschnallt, über die „Trotzmacht des Geistes" sprach, freimütig bekennend, dass ihn nach seinem Tauchunfall einzig das Franklsche Gedankengut am Leben und in der Zustimmung zum Leben erhalten hatte. „Der Unfall hat mir das Genick gebrochen, aber er hat nicht mich gebrochen", sagte er wortwörtlich zu dem mehr als 600 Personen zählenden Auditorium.

Und natürlich waren die „Schüler" Frankls angetreten, um Zeugnis abzulegen über ihre logotherapeutische Arbeit, „Schüler", zu denen auch ich zählte. Doch all unser Zeugnis verblasste angesichts der Festrede, die Viktor E. Frankl in der Aula der Regensburger Universität zum Thema „Argumente für einen tragischen Optimismus" hielt. Er eröffnete den gespannt lauschenden Zuhörern Perspektiven von einer Tiefendimension, wie sie diese gerade 18 Jahre junge Universität wohl noch nie vernommen hatte. Im Anschluss daran wurde ihm „in Würdigung seines Lebenswerkes als Arzt und Psychotherapeut und seiner Verdienste um die deutsch-jüdische Aussöhnung" das große Verdienstkreuz mit Stern des Verdienstordens der Bundesrepublik Deutschland verliehen … Es war der Abend, an dem sich Deutschland vor Viktor E. Frankl verneigte.

Als mein Mann und ich, nachdem wir auch das speziell für die ausländischen Gäste arrangierte Rahmenprogramm des Kongresses mit Stadtbesichtigung, Orgelkonzert, Schlossbesuch und Donauschifffahrt samt Feuerwerk mit einem Minimum an Pannen bewältigt, alle VIPs gebührend verabschiedet, den gelähmten jungen Mann zum Flughafen transportiert und die Hilfskräfte entlohnt bzw. die Kongressgelder abgerechnet hatten, schließlich total erschöpft, aber glücklich wieder zu Hause waren, nahm mein Mann meine Hände in die seinen und sagte zu mir: „Wäre es nicht an der Zeit, dass wir der Logotherapie im süddeutschen Raum eine institutionelle Heimstätte schaffen?"

Ich hatte jedoch andere Sehnsüchte. Ich wollte in meine Heimatstadt Wien zurückkehren. Obwohl wir in Deutschland viele liebe Freunde gewonnen hatten, war es dennoch ein Leben im Ausland, in der „Emigration". Für das Jahr 1984 aber plante unser Sohn, in Wien mit seinem Studium zu beginnen, und warum sollten wir Eltern „zurückbleiben"? Immerhin gab es inzwischen ein österreichisches Logotherapie-Institut, dem ich meine Kräfte und Erfahrungen zur Verfügung stellen konnte.

Aber es sollte anders kommen. Im Maturajahr unseres Sohnes – dem Jahr, in dem wir „beweglich" wurden, weil wir nicht mehr schulisch gebunden waren – entstand eine österreichische Logotherapie-Gesellschaft unter Alfried Längle, die mir deutlich signalisierte, dass sie keine Verwendung für mich habe. Ich sei „persona non grata". Erst in diesem Zusammenhang verstand ich - nach einer Phase der Trauer - dass „Gott mich in Deutschland brauchte". Und erst dann war ich bereit, Ja zu sagen zu einem „Süddeutschen Institut für Logotherapie".

Nachdenken über die Feindesliebe[35]

Denn ich behaupte, dass sich die Hellsichtigkeit eines Menschen verstärkt dann einzustellen vermag, wenn dieser eine Lieblosigkeit erfahren hat … Meine Behauptung geht nicht zuletzt auf eine persönliche Erfahrung zurück. Vor Jahren habe ich etwas Merkwürdiges erlebt. Eine mir bekannte und wichtige Person brachte mir plötzlich eine Feindschaft und Gehässigkeit entgegen, die unbegreiflich schien. Sämtliche Versuche der Aufklärung und des Wiederzueinander-Findens scheiterten, was mich bedrückte. Ich gebe zu, dass sich zunächst keine Hellsichtigkeit im Franklschen Sinne (Anspielung auf ein berühmtes Zitat von Frankl, wonach das Leiden den Menschen hellsichtig und die Welt durchsichtig mache) bei mir einstellte; eher war alles vor meinem inneren Auge verdunkelt. Ich verstrickte mich sogar eine Zeit lang in die gefährliche „Warum-Frage", die nirgendwo hinführt.

---

35 Elisabeth Lukas, „Sehnsucht nach Sinn", Profil, München [3]2004, Seite 13–18.

Nicht umsonst warnte Frankl davor, das Leben zu befragen. Er schrieb: „Das Leben selbst ist es, das dem Menschen Fragen stellt. Der Mensch hat nicht zu fragen, er ist vielmehr der vom Leben her Befragte, der dem Leben zu antworten – das Leben zu ver-antworten hat. Die Antworten aber, die der Mensch gibt, können nur konkrete Antworten auf konkrete ‚Lebensfragen' sein."

Damit möchte ich zu jener persönlichen Erfahrung zurückkehren, von der ich zu berichten begonnen habe. Das Leben fragte mich damals: „Da ist jemand, der dich hasst. Wie reagierst du darauf?" Wie gesagt, dauerte es etwas, bis ich die „Warum-Frage" losließ und mich als Befragte begriff. Doch in dem Augenblick, in dem ich mich dazu durchrang, kam ein Reifeprozess bei mir in Gang, den ich nicht mehr missen möchte. Ich fing an, über das Phänomen der „Feindesliebe" nachzudenken, das mir bis dahin ziemlich fremd geblieben war. Das Phänomen der „Nächstenliebe" war mir unvergleichlich vertrauter. Wie wohl jedem anderen auch, so hatte mir von jeher der Sinn der „Nächstenliebe" eingeleuchtet, aber den Sinn der „Feindesliebe" galt es noch zu enträtseln. Und siehe da, in jenen Tagen fand ich ihn. Ich hielt ihn fest in einem Gedichtchen, das zugleich meine Antwort enthält auf die Frage, die das Leben mir gestellt hatte:

Ich danke dir, mein Freund.
Du hast mich angegriffen
und dabei die Kraft zur
Verzeihung in mir geweckt.

Du wolltest mich erniedrigen
und hast dabei bewirkt,
dass ich mich aufraffte
zu meiner vollen Größe.

Du wolltest mir wehtun
und hast mich dabei gelehrt,
den Schmerz zu ertragen
mit Würde und Tapferkeit.

Ich danke dir, mein Freund.
Du wolltest mich zerstören
und hast mir dabei gezeigt
das Unzerstörbare in mir.

Dieser Reifeschub, den ich persönlich erfahren durfte, machte mich sensibler für die Tragik zwischenmenschlicher Konflikte, Kränkungen und Frustrationen. Ich konnte meinen Patienten seither besser als früher vermitteln, wie man mit Kränkungen umgehen muss, damit aus ihnen kein „perpetuum mobile" wird, keine endlose Vermehrung des Leides in der Welt. Das Tragische an jeder Lieblosigkeit ist nämlich genau dies: dass sie Gewalt genug hat, ein „perpetuum mobile" in Gang zu setzen.

Man stelle sich als Personifikation der Lieblosigkeit einen großen steinharten Ball vor. Jeden, den er trifft, schlägt er wund. Irgendwo wird das Ballspiel gestartet: Einer wirft diesen harten Ball auf einen anderen. Der andere wirft ihn zurück, doch kaum, dass er ihn losgeworden ist, kommt der Ball wieder angeflogen, erzeugt Wunde für Wunde, hüben wie drüben. Mehr noch: Das Ballspiel hat seine eigene Dynamik. Weil jeder den Ball so schnell wie möglich loswerden will, wird meistens nicht sauber gezielt. Es wird der Ball nicht mehr dorthin zurückgeworfen, wo er hergekommen ist. Vielleicht steht ein unbeteiligter Dritter zufällig näher, und ruckzuck wird ihm der Ball entgegen geschleudert - die Wut wird an einem Unschuldigen ausgelassen, der Ärger auf einen Außenstehenden übertragen. Der Außenstehende weiß mit dem Ball auch nichts anderes anzufangen, als ihn schleunigst weiterzureichen, und die Wunden vermehren sich ...

Allein, es gibt ein Mittel, das „perpetuum mobile" der Lieblosigkeit zum Stillstand zu bringen: *Jemand muss den Ball fangen und halten.* Jemand muss das empfangene Leid aus-halten. Aushalten, ohne es an die Mitwelt zurückzugeben oder weiterzureichen. Und es ist tatsächlich möglich, Leid aufzufangen und dennoch heil zu bleiben - ohne neurotische Verdrängung und ohne Magengeschwüre oder sonstige gesundheitliche Schäden. Allerdings muss es transformiert werden in eine menschliche Leistung, für die ich kein besseres Wort weiß als den biblischen Ausdruck „Feindesliebe".

Die richtig verstandene Feindesliebe befähigt uns nämlich, die Wunde dessen zu sehen, der uns den Ball zuwirft. Nicht bloß die eigene, die uns der Ball geschlagen hat. Nein, die fremde, das Wundsein des anderen. Jetzt sind wir bei der Hellsichtigkeit angelangt, die ich speziell mit einer erfahrenen Lieblosigkeit zu verknüpfen wage. Wie oft heißt es pauschal:

Wer keine Liebe empfangen hat, kann keine Liebe geben. Doch fragen wir: Wo ist dies festgelegt? Im Rahmen menschlicher Existenz gibt es kein solches Gesetz. Wir haben gehört: Die Antwort ist unser! Die Antwort ist frei! Das zu Empfangende können wir nicht wählen, aber das *zu Gebende* ist unsere Entscheidung. Ja, es gilt sogar, dass eigentlich *nur* ein Mensch, der Lieblosigkeit in irgendeiner Form erfahren hat, abschätzen kann, was das bedeutet und wie immens wichtig es ist, die Lieblosigkeit nicht zu perpetuieren.

Deshalb möchte ich, den Aspekt der Hellsichtigkeit abrundend, sagen: Das Leid, das uns von anderen Menschen zugefügt wird, kann uns verletzen, aber nur solange es in unserer Seele dunkel ist. Sobald es darin hell wird, wenn die Hellsichtigkeit einzieht, erkennen wir, wie sehr die, die uns verletzen, selber Verletzte sind. Mit dieser Erkenntnis wandeln sich Gefühle wie Ärger, Wut oder Trauer, die wir empfinden mögen, in Gefühle der Anteilnahme und des Mitleids mit jenen Verletzten, die uns als Feinde gegenüberstehen, und befähigen uns, darauf zu verzichten, ihnen den Ball zurückzureichen, was ihren Wunden die Chance gibt, abzuheilen.

Was gleichzeitig uns eine Chance gibt, im Verwundetwerden heil zu bleiben. Denn es ist klar, dass dort, wo Wut, Ärger oder Trauer weichen, auch ihre psychosomatischen Folgereaktionen ausbleiben. An einer mitleidvollen Anteilnahme ist noch niemand erkrankt. So zeigt sich: Der Ball, der gehalten wird, und zwar nicht etwa aus Feigheit, sondern bewusst zum „Mitweltschutz", also zum Schutz Beteiligter und Unbeteiligter, an die man ihn weiterreichen könnte, dieser Ball verliert seine Verwundungskraft. Wer andere schützt, ist geschützt.

Mit alledem will ich nicht sagen, dass man Angriffe stets kommentarlos schlucken müsste. Man soll sich mit seinen Angreifern auseinandersetzen, mit ihnen sprechen, mit ihnen verhandeln, mit ihnen gemeinsam Missverständnisse auszuräumen versuchen. Mir geht es einzig darum, dass sich ein Leid nicht aus der Welt schaffen lässt, indem man das Leid in der Welt vermehrt. Mir geht es um die *Reduzierung der Leidvermehrung.*

Unser Logotherapie-Institut (1986–2003)

Gern sah man es nicht bei der Münchener Jugend- und Familienfürsorge, deren Psychologische Beratungsstelle ich aufgebaut und neun Jahre lang geleitet hatte, dass ich Anfang 1986 ausschied. Sämtliche Ratsuchenden wechselten mit mir in das von meinem Mann und mir neu gegründete „Süddeutsche Institut für Logotherapie GmbH" nach Fürstenfeldbruck, obwohl sie dorthin eine längere Anfahrt in Kauf nehmen mussten, wodurch die Münchener Beratungsstelle abrupt verwaist war. Aber die Entscheidung war gefallen. Das Institut bot neben den Beratungen eben auch einen drei- bis vierjährigen berufsbegleitenden Logotherapie-Lehrgang für Fachkräfte in medizinischen, pädagogischen oder sozialen Berufen an (für den es erst ein Curriculum zu entwerfen galt!), und dieser Aufgabe hätte ich mich in meinen früheren Funktionen nicht widmen können.

Frankl hat uns einmal sein eigenes Lebensmotto verraten. Es lautete: „Der Misserfolg wird mich nicht beirren, und der Erfolg wird mich nicht verführen." Sein Motto wurde auch zu unserem Motto. Wobei ich sagen muss, dass uns größere Misserfolge zum Glück erspart geblieben sind. Wir erhielten zwar keinerlei Unterstützung oder Förderung, aber der Zulauf sowohl von Patienten als auch von Ausbildungsinteressenten war von Anfang an beeindruckend. Es war eher *der Erfolg*, der uns zunehmend zu schaffen machte. Denn es stellte sich als schwierig heraus, ein funktionsfähiges Mitarbeiterteam zusammenzustellen, und lange Zeit lastete das Schwergewicht an Patientenbetreuung, Lehrtätigkeit und Öffentlichkeitsarbeit auf meinen Schultern. Ausgezeichnete Dozenten wie Wolfram Kurz, Ursula Tirier oder Christoph Riedel verloren wir, da sie nach einer gewissen Eingewöhnungszeit eigene Institute gründeten (wozu wir sie freilich beglückwünschten). Die tüchtige Ärztin Christel Wagner verloren wir durch ihren unerwartet frühen Tod. Die Sekretärinnen, die wir hatten, waren dem Institutsbetrieb allesamt nicht ganz gewachsen.

Mit dem steigenden Bekanntheitsgrad der Logotherapie im In- und Ausland stiegen auch die Anfragen an mich und an unser Institut rasant an. Wenn ich heute daran denke, dass ich neben der täglichen psychotherapeutischen Arbeit (die oft bis in die späten Abendstunden hinein dauerte) und den regelmäßigen Kursleitungen an den Wochenenden auch noch an insgesamt 53 Universitäten Vorlesungen gehalten habe, mich mit einem Lehrbuch der Logotherapie habilitiert sowie sämtliche staatliche Anerkennungen als approbierte Psychotherapeutin, Supervisorin, Lehrtherapeutin etc. erworben habe, weitere Bücher verfasst, Arbeitskreise geführt, Praktikanten angeleitet und Vortragsreisen in die verschiedensten Länder unternommen habe, schwindelt mir immer noch. Und dennoch: Frankls Motto hat uns gerettet. Der Erfolg konnte weder meinen Mann noch mich „blenden", worauf ich am meisten stolz bin.

In diesem Zusammenhang hier ein „Nicht-Glaubens-Bekenntnis":

1. Ich glaube nicht daran, dass ein frühes Kindheitstrauma einen Menschen auf seinem Lebensweg behindern muss.

Warum ich das nicht glaube? Nun, ich bin als schmächtiges, unterernährtes Kind mit 5 ¾ Jahren eingeschult worden und verfügte nur über eine „Piepsstimme". Wenn mich meine Volksschullehrerin etwas fragte, geriet meine Antwort manchmal so leise, dass die Lehrerin nichts verstand. Um mich zum lauten Sprechen zu bringen, pflegte mich die Lehrerin in diesen Fällen (durchaus gut gemeint) in eine Ecke des Klassenzimmers zu stellen, begab sich selbst in die diagonal gegenüberliegende Ecke und wiederholte dort ihre Frage. Somit war ich gezwungen, quer durch die Klasse zu „schreien". Leider geht nicht alles Gutgemeinte auch gut aus. Die „robuste Therapie“ meiner Lehrerin kräftigte meine Stimme kaum, bewirkte jedoch, dass ich das In-der-Ecke-stehen-Müssen fürchtete, wo die Augen aller meiner Mitschüler auf mich geheftet waren und ich mich irgendwie beschämt fühlte. Ja, mehr noch, sie bewirkte, dass ich Angst bekam, *coram publicum* zu sprechen. Bis in meine Studentenzeit hing mir dies nach. Aber was besagt das schon? Schließlich kann sich der Mensch geistig über eine psychische Schwäche erheben, und warum soll er von diesem herrlichen Potenzial nicht Gebrauch machen, wenn es denn nötig ist?

Im Zuge der Institutsarbeit wurde es plötzlich nötig, dass ich vor Gruppen sprach, und so überwand ich mich eben. Einmal musste ich in Vertretung Frankls, der erkrankt war, auf einem internationalen Familienkongress in Brüssel sogar vor über 5000 Leuten in englischer Sprache sprechen, unmittelbar nach Mutter Teresa, der zweiten Hauptrednerin. Na, da klopfte mein Herz! Sollte es klopfen! Es war wichtig, Frankls wunderbares Menschenbild (das sich in völliger Konkordanz zu den bewegenden Worten Mutter Teresas entwickeln ließ) an die Zuhörer heranzutragen, und *nur das zählte*. Ich habe schlussendlich gelernt, vor Auditorien zu sprechen, und so waren die Bemühungen meiner lieben, alten Volksschullehrerin – wenn auch auf Umwegen – vielleicht doch nicht ganz umsonst …

Im Übrigen sind Mutter Teresa und Frankl im Jahr 1997 zur selben Zeit – mit nur einem Tag Verschiebung – gestorben. Sie haben wohl Seite an Seite das Himmelstor durchschritten.

2. Ich glaube nicht daran, dass Stress und Leistungsdruck zu Burnout- und Erschöpfungssyndromen führen müssen.

Warum ich das nicht glaube? Nun, ich kann mir meine Zeit gut einteilen, was sicher ein Vorteil ist. Mithilfe dieser Fähigkeit gelang es mir in den Jahren, in denen ich gemeinsam mit meinem Mann die Verantwortung für „unser“ Institut trug, die vielen Herausforderungen zu bewältigen und fast alle gegebenen Zusagen einzuhalten. Auch das Unvorhersehbare, zum Beispiel die Flut an Zuschriften mit Notrufen, die beantwortet werden wollten, Telefonberatungen oder Workshops, bei denen ich einspringen sollte, u. Ä. ließen sich fast immer noch einschieben. Dennoch kristallisierte sich ein Faktor mit erschreckender Deutlichkeit heraus: Es blieb keine *freie* Zeit mehr. Keine Minute „für mich“. Es gab keine unverplanten Wochenenden mehr, und „Urlaube“ bestanden in Auslandsflügen, bei denen ich außer den Flughäfen und den Hörsälen, in denen ich dozierte, nichts vom fremden Land zu Gesicht bekam.

Ich weiß heute, dass man dergleichen ein paar Jahre lang problemlos machen kann, ohne daran seelischen oder körperlichen Schaden zu nehmen. Man kann es machen unter zwei Bedingungen. Erstens muss man von der Wichtigkeit eines solchen persönlichen Höchsteinsatzes absolut überzeugt sein. In meinem Fall war es das Bewusstsein, noch mitten in der Pionierzeit der Logotherapie zu stecken, und dass es diese „Dritte Wiener Schule der Psychotherapie“ wert war und verdiente, in der Fachwelt sowie in der Bevölkerung bekannt gemacht zu werden. Zweitens muss es ein angepeiltes Ende des persönlichen Höchsteinsatzes geben, auf das man sich (vor sich selbst) verlassen kann und das bereits als „Vision am Horizont" Kraft spendende Impulse aussendet. In meinem Fall war es der gemeinsame Plan von meinem Mann und mir, nach unseren 60. Geburtstagen endgültig heimzukehren.

Niemand „brennt aus", der in einer überaus stressigen Arbeitsperiode diese zwei Bedingungen erfüllt. Denn das Wissen um den Sinn des eigenen Tuns erfüllt trotz allem mit Freude; und die Antizipation einer sich künftig abzeichnenden Entspannung gewährt genau die gegenwärtige Gelassenheit, die es braucht, um auftretende Schwierigkeiten nicht überzubewerten. Angesichts eines „Endes" relativiert sich alles - im Leben.

3. Ich glaube nicht daran, dass die Qualität einer Partnerschaft wesentlich von den äußeren Umständen abhängt.

Warum ich nicht daran glaube? Nun, zum Zeitpunkt der Gründung „unseres" Instituts hatte sich mein Mann - nach Ausklingen seiner Pilotenkarriere, die während der Ölkrise in den 70er-Jahren und den damit verbundenen massiven Personalentlassungen bei den Fluglinien nicht fortsetzbar gewesen war - ein neues Standbein aufgebaut. Er avancierte zu einem der ersten EDV-Spezialisten Deutschlands, besaß eine eigene Firma und bekam laufend Aufträge zur EDV-Ausstattung von Großunternehmen. Das erforderte seine Anwesenheit in Frankfurt/M., Mannheim und Ludwigshafen. Ich wiederum war an Fürstenfeldbruck, den Sitz „unseres“ neuen Instituts, gebunden. Es kam zu einer seltsamen „Wochenendehe“, die darin bestand, dass mein Mann samstags und sonntags im Institut die fälligen Computer- und Verwaltungsarbeiten erledigte, während ich im Lehrsaal des Instituts unterrichtete. Abends fielen wir beide todmüde ins Bett, und kaum dass wir uns zwischendurch begrüßt hatten, war mein Mann schon wieder mit dem Auto unterwegs zu seinen aktuellen Projektstellen.

1993 war unser Institut derart angewachsen, dass mein Mann beschloss, sich ganz dessen Geschäftsführung zu widmen. Er gab seine Firma auf und bezog seinen Platz im Empfangsraum des Instituts, wo er alle Hände voll zu tun hatte, um mir einigermaßen den Rücken freizuhalten. Und ich saß, wenn ich nicht unterrichtete, in meinem Ordinationszimmer. Von acht Uhr früh bis acht Uhr abends hockten wir jetzt plötzlich Schulter an Schulter nebeneinander; und zwischen acht Uhr abends und acht Uhr früh waren wir in unserer Wohnung – natürlich ebenfalls miteinander.

Selbst Laien wissen, dass sowohl jahrelange Trennungen als auch jahrelange Dauernähe von Eheleuten Risikofaktoren ersten Ranges für die Partnerschaft sind. Man entfremdet sich …, man reibt sich … Nichts davon ist bei uns passiert. Meines Erachtens kommt es in Wahrheit nur auf die *Liebe* an. Auf die profunde, selbstlose, alles überstehende Liebe. Ist sie vorhanden, hat kein Risikofaktor Macht über die Liebenden. Mein Mann und ich konnten es jedermann bestätigen.

Kooperative Studentinnen und Studenten

Die hilfsbereite Studentin[36]

Parallel zur Institutsarbeit hatte ich stets Lehraufträge an Universitäten. Ich schätzte die Arbeit mit den Studentinnen und Studenten, denn sie zeigten sich in der Mehrzahl überaus interessiert und kooperativ, obwohl ich sie Unpopuläres lehrte. Insbesondere Selbstüberwindung war in jenen Tagen nicht „in". Selbstüberwindung ist, für sich allein genommen, auch noch keine Tugend. Jugendliche Ersttäter überwinden sich, bei einem Überfall Schmiere zu stehen. Leichtsinnige Mädchen überwinden sich, mit gutbetuchten älteren Herren das Bett zu teilen. Sensationslüsterne Burschen überwinden sich, in Magnetschuhen senkrechte Wände hoch zu klettern … Manche Scheu und manche Scham schützt uns vor Torheiten und Peinlichkeiten.

Selbstüberwindung erhält einzig ihren Glanz, wenn sie *jemandem zuliebe* erfolgt. In der Vereinigung mit der Liebe gerinnt sie zur Selbstverwirklichung exquisiter Qualität. Hingegeben an das *Wofür* des gesetzten Aktes stärkt und nährt sie völlig „absichtslos"

36 Elisabeth Lukas, „Konzentration und Stille", Seite 41f.

den Sich-selbst-Überwindenden. Dazu ein kleines, aber sehr prägnantes Beispiel aus der Zeit meiner Lehrtätigkeit an der Universität München.

Eine meiner Studentinnen war schüchtern. Sie hielt ihren Kopf meist gesenkt, errötete schnell und traute sich nicht, in Diskussionen im Hörsaal einzugreifen. Damals hatte ich die Gepflogenheit, freiwillige Stundenprotokolle schreiben zu lassen und diese den Studenten bei ihren Abschlussprüfungen insofern anzurechnen, als sie eine Frage weniger beantworten mussten, um den begehrten Studienschein zu erlangen. Eines Tages jedoch vergaß ich zu Beginn der Vorlesungsstunde zu fragen, wer heute Protokoll führen wolle. Da überwand sich die schüchterne Studentin, meldete sich zu Wort und erinnerte mich an mein Versäumnis. Prompt fragte ich sie, ob sie nicht selbst das Protokoll anzufertigen bereit sei, und sie (die sich kaum freiwillig dazu gemeldet hätte) sagte zu. Monate später konnte sie bei der Abschlussprüfung eine Frage zu wenig beantworten, aber weil sie das Protokoll geschrieben hatte, kam sie durch die Prüfung.

Es ist nicht zu leugnen, dass sie mir geholfen hat. Was daraus entstanden ist, war ein Bündel Hilfen für sie selbst: ein Triumph über ihre Schüchternheit, eine Einübung im Protokollieren und schließlich ein geglückter Studienschein. Das Schöne daran ist, dass sie nichts anderes gewollt hatte, als *mir zu helfen*. In der lauteren Motivation fiel das Gewollte an sie selbst zurück.

Einen vergleichbaren „Profit" erzielen weder die krassen Egoisten, die keinen Schritt über sich selbst hinaus denken, noch die Möchte-gern-Märtyrer, die es allen recht machen wollen. Während die Egoisten ihre Hilfe aus Gleichgültigkeit verweigern, verteilen die Möchte-gern-Märtyrer sie bis zur eigenen Erschöpfung, wahllos und ungebremst an jedermann. Das Ideal liegt, wie so oft, in der Mitte. Es ist das *sinnvolle Opfer*, aus Liebe beschlossen, in Selbstüberwindung gestaltet, am richtigen Ort und zum richtigen Zeitpunkt vollbracht – für eine Sache oder eine Person, die es braucht. Dieses Opfer bestraft nicht mit Erschöpfung, sondern belohnt mit innerem Wachstum.

Die überraschte Diplomandin[37]

Im Zuge einer Diplomarbeit über Therapieabbrüche und ihre Folgen wurde ich einmal befragt, wie ich als Therapeutin Therapieabbrüche seitens meiner Patienten erlebe. Ich antwortete: „Wenn ich bei einem Patienten ziemlich sicher bin, dass er dringend psychotherapeutischer Hilfe bedarf, und des Weiteren spüre, dass ihm die Hilfe, die ich anzubieten habe, gut tun würde – unter dieser Voraussetzung empfinde ich Sorge um ihn: Sorge, dass ihm der Therapieabbruch schaden könnte." „Aber", fragte die Diplomandin nach, „wie gehen Sie mit Ihrem Zorn und mit Ihrer Kränkung um?"

Ich war zu einer ehrlichen Antwort bereit, doch dazu wollte mir keinerlei Assoziation in den Sinn kommen. Zorn? Mich gekränkt fühlen? Wieso? Der Patient

37 Elisabeth Lukas, „Psychologische Vorsorge", Seite 309–311.

schuldet mir nichts; wenn überhaupt, dann schuldet er *sich* einen Beitrag zu seiner Genesung. Wie könnte ich beleidigt sein, wenn er sich schadet? Freilich betrübt mich seine Entscheidung, wegen ihm, wie es Eltern betrübt, wenn sich ihre erwachsenen Kinder zu einem unüberlegten und risikoreichen Schritt entschließen. Dennoch ist er meinem Willen nicht untertan, ist nicht mein Diener, sondern umgekehrt hätte ich ihm gerne einen Dienst erwiesen; und so soll es denn mein letzter Dienst sein, ihn mit allen guten Wünschen versehen seines Weges ziehen zu lassen.

Ich versuchte, dies zu erklären, doch ich stieß bei meiner Interviewerin auf höchste Verwunderung. Ausnahmslos alle Therapeuten, die von ihr bis dahin befragt worden waren, hatten angeblich von ihrer Verbitterung und ihrem Ärger berichtet. Die einen hätten unterschwellige „Gegenübertragungsprobleme" erwähnt, bis hin zum wieder auflodernden Hass gegen frühkindliche Rivalen aus ihrer Vorschulzeit. Die anderen hätten ausführlich geschildert, wie sie sich beim Waldlauf oder Autopolieren die negative Gefühlsaufwallung von der Seele zu schwitzen pflegen. Unausgesprochen stand die Frage in den Augen meiner Interviewerin zu lesen, ob ich nicht vielleicht etwas verheimlichte, etwas bemäntelte? Doch wenn ich nicht lügen wollte, gab es aus meiner Sicht nichts weiter dazu zu sagen, als was ich gesagt hatte. Ein Therapieabbruch löst bei mir Sorge aus, Sorge um den Abbrechenden. Allenfalls noch die Sorge, ob ich auch wirklich mein Bestes für ihn versucht habe. Das ist buchstäblich das einzige Gefühl, das ich damit verbinde.

Wochen später erlaubte die Diplomandin mir, Einsicht in die Ergebnisse ihrer Forschungsarbeit zu nehmen. Da stand im Resümee, dass zweifellos das Menschen- und Weltbild jeder therapeutischen Schule einen wesentlichen Einfluss habe auf die Art und Weise, wie ein Therapeut Hindernisse und Rückschläge in seinem Beruf verkraftet. Die höchste Frustrationstoleranz, ja, geradezu Frustrationsresistenz aber bewirke allem Anschein nach der logotherapeutische Ansatz, der, wie sich im Argumentationsvergleich gezeigt habe, instand setze, den liebevollen Blick auf den Patienten noch über dessen Therapieabbruch hinaus zu erhalten … Wem würde dazu nicht das Frankl-Wort einfallen, dass es das gesunde Auge ist, dass sich selbst nicht sieht?

Die tüchtige Diplomandin[38]

Ein Musterbeispiel für den Heilungseffekt gesunder Selbsttranszendenz ist das *Centro Italiano di Solidarietá* in Rom, ein vom Vatikan gesponsertes Rehabilitationszentrum für Drogenabhängige und Drogengefährdete mit mehreren Außenstationen in anderen Städten Italiens. Sein Mitarbeiterstab hat unter meiner Leitung die Franklschen Konzepte für therapeutische Wohngemeinschaften modifiziert, und zwar auf eine Art, die an ein heilpädagogisches Programm zur Intensivierung von gegenseitiger Rücksichtnahme unter Kindern erinnert – nur dass die jungen Menschen, die da

38 Elisabeth Lukas, „Kleines 1x1 der Seelenheilkunde", Quell, Gütersloh 2003, Seite 80.

dem Drogenelend entrissen werden sollen, keine Kinder mehr sind. Sie werden in kleinen Gruppen und auf unterschiedlichen Rehabilitationsstufen zusammengefasst und von Betreuern angeleitet, einander zu stützen und miteinander verantwortlich umzugehen. Die Stabileren greifen den Labileren unter die Arme, die Mutigeren den Mutlosen, die Trostreicheren den Trostbedürftigeren. Je weiter einer in seiner seelischen Rekonvaleszenz fortgeschritten ist, desto mehr wächst er zum Betreuungsassistenten heran; fällt einer zurück, wird er von der Gruppe aufgefangen.

Ergänzende Anmerkung

Die Mitarbeiter des *Centro Italiano di Solidarietá* waren in den späten 80er-Jahren allesamt meine Schüler. Trotz ihres eher niedrigen Ausbildungsstandes waren sie gelehrig und begierig, Neues zu erfahren, wie kaum eine andere Studentenschaft. Sie setzten alles, was ich ihnen beibrachte, so klug in die Praxis um, dass ich aus dem Staunen nicht herauskam. Es war für mich das reinste Vergnügen, nach Rom (und später auch nach Caltanisetta/Sizilien) zu „pilgern", um dort wochenlang gemeinsam mit ihnen über die Anwendung der Logotherapie selbst noch in extremen Härtefällen zu debattieren.

Eine dieser Schülerinnen, Natalina Barbona, arbeitete von 1987 bis 1990 an einem Experiment, das schließlich zu ihrer Diplomarbeit und zur Gründung einer italienischen Logotherapiegesellschaft unter ihrem Vorsitz führte. Es war ein für die damalige Zeit aufrüttelndes Experiment an zwei Gruppen von

AIDS-kranken Personen aus dem Drogenmilieu. Die eine Gruppe wohnte im *Centro Italiano di Solidarietá* und erhielt dort neben der obligaten medizinischen Versorgung logotherapeutische Gespräche. Es wurde den Betreffenden überzeugend dargelegt, dass Krankheit das Leben nicht seines Sinnes und seiner Kostbarkeit berauben könne und dass auch kranke Menschen einen wichtigen Platz in dieser Welt auszufüllen vermögen. Die andere Gruppe lebte außerhalb des Zentrums allein oder bei ihren Familien und erhielt neben der obligaten medizinischen Versorgung keine zusätzlichen Gespräche. Monat für Monat mussten sich beide Gruppen in einem römischen Labor melden, wo ihre Blutwerte gemessen und die Entwicklung ihrer Krankheit überprüft wurde.

Das Ergebnis nach drei Jahren Beobachtung beider Gruppen lautete: Von der logotherapeutisch unterstützten Gruppe lebten noch alle Personen; bei mehr als einem Drittel war die Krankheit zum Stillstand gekommen. Von der zweiten, nicht logotherapeutisch unterstützten Gruppe war die Hälfte der Personen bereits verstorben. Die enge Verbindung zwischen der Immunlage des Körpers und dem Gefühl, sinnvoll zu leben bzw. immer noch für etwas gut zu sein und da zu sein, hatte wieder einmal eine überwältigende Bestätigung gefunden.

Es war so überwältigend, dass mein Mann und ich zu einer Audienz bei Papst Johannes Paul II. eingeladen wurden, der, wie sich zeigte, den „jüdischen Gelehrten" Frankl zutiefst verehrte.

Entwicklung zur „Expertin"

Heldentum an der Grenze zur DDR?[39]

Jedenfalls steht (nicht zuletzt dank Frankls präziser Differenzierung) fest, dass die geistige Person, die wir *sind,* von ihrer Psyche und ihrem Organismus, die sie *hat,* ein wenig abrücken kann, gerade weit genug, um – notfalls – ein Held zu sein. Ein Held, wie er nicht in den Büchern über Heldensagen, sondern dort steht, wo sich ein Zipfel der Welt zu verdüstern droht. Der Held ist es, der das Licht vor dem Erlöschen bewahrt.

Als ich noch zu Zeiten der DDR eingeladen worden war, in Chemnitz ein mehrtägiges Logotherapie-Seminar abzuhalten, packte ich mehrere Kartons mit Geschenkbüchern in den Kofferraum unseres Wagens, darunter etliche Exemplare eines Herder-Taschenbuches von mir, das den Titel „Von der Trotzmacht des Geistes" trug. Während mein Mann und ich an der Grenze warteten, wurde unser Auto gründlich durchsucht. Alsbald kamen die Grenzpolizisten angestürmt, in den Händen einige Exemplare dieses Taschenbuches schwenkend. „Wovon handelt

39 Elisabeth Lukas, „Das Schicksal waltet – der Mensch gestaltet", Plattform, Perchtoldsdorf [4]2021, Seite 26f.

dieses Buch?“, fragten sie misstrauisch. Ich beeilte mich, ihnen zu versichern, dass das Buch keine politische Abhandlung war, sondern psychologische Inhalte hatte. Sie steckten die Köpfe zusammen, tuschelten, berieten sich und beschlossen, ein wenig darin zu schmökern. Sie wollten sich selbst davon überzeugen, dass wir keine Pamphlete mit aufwieglerischen Ideen ins Land schmuggelten. Also warten wir geduldig weiter und weiter und weiter.

Nach Stunden gaben sie uns die Bücher zurück und ließen uns passieren. Dabei sagte einer der Grenzpolizisten, er sei sich bisher nie so bewusst gewesen, dass er 1. im Prinzip eine Wahl habe und 2. stets auch etwas wählen könne, das ihm schwerfalle. Er meinte, das habe ihn recht nachdenklich gestimmt ... Ja, der Zufall, der seltsame Geselle! War er wieder einmal am Werk gewesen? 14 Tage nach unserem DDR-Besuch lasen wir in der Zeitung, dass zwei Flüchtlinge, Vater und Sohn, die über die „Mauer“ nach Westen entkommen wollten, von einem Grenzpolizisten beschossen worden waren. Allerdings hatte der Polizist, ein trainierter Scharfschütze, daneben geschossen ... Wer weiß schon, ob er nicht von seinem Wahlrecht und seiner „Trotzmacht des Geistes“ Gebrauch gemacht hat, und dies unter hohen Risiken? Die wahren Helden sind versteckt überall zu finden, wenn man am richtigen Ort sucht: dort, wo die Liebe in ihrem umfassendsten Sinne stärker ist als jeglicher Druck, stamme er von außen oder von innen.

Beeindruckende „Osterlektion" in Wien[40]

Nachdem feststand, dass mein Mann und ich in der Osterwoche des Jahres 1990 nach Wien fahren würden, wünschten sowohl Frankl als auch ich ein Treffen. Er, weil er mir ein Tonband von einem gemeinsamen Rundfunkinterview übergeben wollte, ich, weil ich ihm ein Gratulationsgeschenk der „Deutschen Gesellschaft für Logotherapie e. V." überreichen wollte. Bei diesem Gratulationsgeschenk handelte es sich um einen Silberpokal zu Ehren des im März gefeierten 85. Geburtstages des Begründers der Logotherapie mit einer entsprechenden Widmung. In Wien angekommen, telefonierte ich mit Frankl, und er schlug ein gemeinsames Mittagessen am nächsten Tag vor.

Doch am nächsten Tag klingelte morgens das Telefon, und seine Frau teilte uns mit, dass ihr Mann am Abend des Vortages erblindet und in das Krankenhaus der Barmherzigen Brüder eingeliefert worden sei. Sie sei gerade bei ihm. Für wenige Minuten verband sie mich mit ihrem Mann, der mir erklärte, dass es sich um eine Blutung in der Netzhaut seines noch gesunden Auges handle; das andere Auge sei schon seit längerer Zeit untauglich gewesen.

Im Moment war ich um ein Trostwort verlegen, doch Frankl zeigte sich wieder einmal souverän. „Schauen Sie, liebe Frau Lukas", sagte er zu mir, „wenn einem so etwas mit 85 Jahren passiert und

40 Elisabeth Lukas in: „Zeitschrift der Deutschen Logotherapie-Gesellschaft e. V.", Jahrgang 4, Heft 3, unter „Persönliche Mitteilung".

nicht mit 45 Jahren, dann darf man aufrichtig dankbar sein. Und ist es nicht besser, eine Blutung im Auge zu haben, als im Gehirn?“

Jetzt, da ich diese Sätze rekapituliere, schreiben sie sich leicht nieder, aber sind sie auch leicht ausgesprochen, wenn man soeben erblindet ist? Nie hat Frankl aufgehört, mein Lehrmeister zu sein, und nie werde ich aufhören, mir seine Lektionen zu Herzen zu nehmen. Diese Osterlektion war eine der beeindruckendsten in meinem Leben.

Leider besserte sich sein Zustand nicht. Zu den Augenproblemen gesellten sich Herzbeschwerden dazu. Zwei Tage später telefonierten wir wieder miteinander. „Sie und Ihr Mann sind die Einzigen, die ich einlade, mich zu besuchen“, sagte Frankl, „kommen Sie auf eine Stunde vorbei.“

Am Ostermontag um 11 Uhr betraten wir das Krankenhaus und wurden in seinem Zimmer von seiner lieben Frau Gemahlin empfangen. Sie war die „gute Seele“ in seinem Leben, die „Wärme seines Lichts“, wie er selbst einmal geschrieben hat.[41] Frankl hatte an diesem Tag erfahren, dass sein EKG zu wünschen ließ, doch er wirkte vollkommen gelassen und ruhig, geistig rege und interessiert wie immer. In meiner Funktion als Vizepräsidentin der Deutschen Logotherapie-Gesellschaft legte ich den Silberpokal in seine Hände, und seine Frau las ihm die Inschrift vor, über die er tief gerührt war. „Überbringen Sie den Mitgliedern der Deutschen Logotherapie-Gesellschaft fol-

41 Viktor E. Frankl, „The Unheard Cry for Meaning“, Simon & Schuster, New York 1978, Widmung.

gende Botschaft", trug er mir auf: *„Eure Gesellschaft möge blühen, obwohl sie bereits Früchte trägt!"* Ich musste die Botschaft vor ihm wiederholen, damit er sicher sein konnte, dass ich sie wortgetreu wiedergeben würde. Er erwähnte auch, dass er sich den Termin der Jahrestagung dieser Gesellschaft im Juni 1990 in seinem Kalender notiert hatte, weil er beabsichtigte, ihr beizuwohnen, dass aber die Chancen dafür nunmehr schlecht stünden.

Als mein Mann und ich uns verabschiedeten, drückte er unsere Hände innig und fest.

Eine ermutigende Rückmeldung aus Wien

Obwohl Frankls Sehkraft unwiderruflich geschädigt war, nahm sein Interesse an Fachliteratur, Diplomarbeiten zur Logotherapie oder Artikeln zu verschiedenen Themen nicht ab. Er ließ sich alles Wissenswerte von seiner Frau vorlesen und pflegte weiterhin eine rege Kommunikation, unter anderem mit mir. Daher kam es, dass am Schluss meines nächsten Buches und auf ausdrücklichen Wunsch des Lektors die Abschrift eines Briefes von Frankl eingeblendet war, den ich dem Lektor vorgelegt hatte.

Danksagung[42]

Viktor E. Frankl hat mich gewissermaßen durch mein gesamtes bisheriges berufliches und wissenschaftli-

42 Elisabeth Lukas, „Geborgensein - worin?", Herder, Freiburg/Br. [2]1994, Seite 222.

ches Leben geleitet. Dabei hat er sich nie gescheut, mich auf Fehler aufmerksam zu machen, aber er hat auch nie mit Anerkennung und Ermutigung gespart. So schrieb er im Mai 1992 (kurz nach seinem 87. Geburtstag) unter Bezugnahme auf mehrere Kapitel aus dem vorliegenden Buch („Geborgensein – worin?“), die ich ihm zugesandt hatte, folgende Zeilen an mich:

„Liebe Frau Dr. Lukas, wie auch sonst immer finde ich Ihre Arbeiten ebenso lehrreich wie geistreich. Sie lesen sich auch leicht; aber man merkt, dass Sie es sich nicht leicht gemacht haben: Sie gehen bis ins Einzelne gründlich vor, und im Großen und Ganzen systematisch. Dabei greifen Sie immer wieder auf konkrete Kasuistik, auf exemplarische Einzelfälle zurück, und das alles in einer gewählten und doch leicht verständlichen Sprache, eben in der Sprache eines Autors, dem man anmerkt, dass er sich der Verantwortung bewusst bleibt, die darin liegt, dass er für die Leser da ist und nicht die Leser für ihn – auch in dieser Hinsicht haben Ihre Arbeiten Seltenheitswert! Mit allen guten Wünschen von Haus zu Haus verbleibe ich Ihr *Frankl.*“

Dafür, für jede Stunde, die er sich für mich Zeit genommen hat, für jeden hilfreichen Kommentar und jeden lieben Gruß, den ich von ihm bekommen habe, möchte ich ihm hiermit meinen aufrichtigen Dank aussprechen.

Nirgends fühle ich mich fachlich mehr geborgen als in seinem Werk, nirgends menschlich mehr geborgen als in seinem Vorbild.

Übersetzung ins Allgemeinverständliche

Wie Frankl immer wieder lobend hervorgehoben hat, wurde es zu meiner Stärke, seine wunderbaren Ideen und hilfreichen Konzepte ins Allgemeinverständliche zu „übersetzen“. Denn viele seiner Fachbücher sind mit Fremdworten gespickt und für Laien schwierig zu lesen. Und das, obwohl Frankl vor gemischtem Publikum rhetorisch durchaus brillieren konnte. Aber es war ihm eben ein Anliegen, auch in der Gilde der Profis und Wissenschaftler ernst genommen zu werden. So wuchs ich allmählich in die Rolle einer Frankl-Interpretin hinein. Wobei es mein Vorteil war, dass ich bald genügend psychotherapeutische Praxis gewann, um die Frankl-Interpretationen mit passenden Fallbeispielen zu untermauern. In einem späteren Rückblick erinnerte ich mich an den Moment, als ich diese meine Aufgabe zum ersten Mal deutlich erkannte.

Rückblick[43]

Ich habe Frankl in verschiedenen Gremien erlebt. Einmal fuhren mein Mann und ich ihn zu einer psychoanalytischen Klinik in Gauting bei München; der Klinikleiter hatte ihn eingeladen. Frankl erzählte den psychoanalytischen Ärzten von seinen frühen Erfahrungen mit Freud und entführte sie dann in philosophisch-anthropologische Höhen, die sie wohl noch

43 Alexander Batthyány/Elisabeth Lukas, „Logotherapie und Existenzanalyse heute“, Tyrolia, Innsbruck 2020, Seite 271f.

nie zuvor betreten hatten. Die Ärzte waren allesamt tief beeindruckt. Als sie nach der praktischen Umsetzung im Patientenalltag fragten (sie hatten zahlreiche Suchtkranke auf Station), zuckte Frankl mit den Achseln. Die Umsetzung müssten sie selbständig leisten. Insgeheim bezweifelte ich, dass sie dazu imstande sein würden. Damals beschloss ich, so viel minuziöse Anleitungen und anschauliche Kasuistik in meine nächsten Texte einfließen zu lassen, wie ich nur konnte.

Kleine Abenteuer in Norddeutschland

Ein Interview[44]

Bei einem Interview, das ich einmal für den Norddeutschen Rundfunk gegeben habe, wurde ich gefragt, was ich als Psychotherapeutin jemandem sagen würde, der als Kind einen überaus strengen Vater gehabt hat. Ich erklärte, ich würde mich nicht sogleich auf das Vaterproblem stürzen. Mir wäre wichtig, zunächst die volle Bandbreite der Kindheitserinnerungen abzutasten. Dazu gehörten auch Überlegungen wie: Was war gut in seiner Familie und in seinem Umfeld? Gab es vielleicht eine herzliche Mutter, einen geduldigen Opa, eine verständnisvolle Lehrerin, eine geschätzte Mitschülerin, einen kollegialen Lehrmeister? Und: Hat sein Vater auch positive Seiten gehabt? War er fleißig, hat er gebastelt, war er sportlich? – Ehe

44 Elisabeth Lukas, „Auf dass es dir wohl ergehe", Seite 240f.

ich meinen Gedankengang weiterentwickeln konnte, wurde ich vom heftigen Protest der Interviewerin unterbrochen. Das sei doch Verdrängung und Schönfärberei!

„Verehrte Frau", antwortete ich, „seien Sie mit Ihrem Urteil vorsichtig. Auch das Gute kann verdrängt werden! Es ist heutzutage geradezu verpönt, Gutes auch nur anzusehen. Schwarzfärberei ist modern! Man bekommt Applaus für die Behauptung: ‚Musik soll irritieren und stören', wie sie jüngst ein moderner Komponist auf einem Festival in Wien öffentlich aufgestellt hat. Man bekommt einen Literaturnobelpreis (wie ebenfalls in Österreich geschehen) mit der Begründung, dass ‚man stets den Finger in die Wunden der Gesellschaft gelegt habe'. Aber seien wir ehrlich, ist Irritation und Störung das, was wir brauchen? Wenn Sie eine Wunde hätten, wäre Ihnen damit gedient, dass ich meine Finger hineinbohre? Oder hätten Sie lieber einen schützenden Verband darum gewickelt?

Zurück zu Ihrer Frage: Es ist legitim, jemanden, der ein unbewältigtes Vaterproblem mit sich herumschleppt, nach der Fülle seines Werdeganges zu fragen, denn die Wahrheit ist um vieles größer als ihre Ausschnitte, und der Prozess einer Menschwerdung hängt nicht nur vom Erziehungsstil eines Vaters ab. Worüber der Betreffende Grund zur Klage hat, hat er mir mitgeteilt. Nun will ich wissen, wofür er Grund hat, dankbar zu sein. Und wenn ich das gehört habe, dann werden wir eine Perspektive seinerseits ausarbeiten, mit der er sich innerlich versöhnlich vom Vater verabschieden kann und die Altlast aus seiner

Kindheit künftig aufwiegt mit den Gaben der Glücksfee, die ihn bis heute so manches Mal still und leise besucht, obwohl er sie kaum bemerkt."

Die Frau im Bildungshaus[45]

Eine Frau mittleren Alters kam in einem Bildungshaus in Norddeutschland, in dem ich Seminare leitete, auf mich zu. Sie wünschte nach dem Abendessen noch eine persönliche Beratung, und obwohl ich müde war, erklärte ich mich einverstanden. Tags darauf fuhr ich nach München zurück.

In unserem Abendgespräch beklagte sie sich über ihr Leben, das von monotoner Routine geprägt sei. Es fehle die „Würze". Sie sei berufstätig, habe zwei Kinder im Internat und einen Ehemann, der oft unterwegs sei. Meist pendle er zwischen London und Paris hin und her, und zu Hause brauche er dann Erholung und Ruhe. Sie hingegen habe zu viel Erholung und Ruhe, sitze abends vor dem Fernseher und langweile sich. In ihrer Midlife-Crisis, wie sie selbst diagnostizierte, würde sie sich hemmungslos betrinken, wenn sie Alkohol vertrüge, doch davon würde ihr bloß speiübel.

Was konnte ich ihr auf die Schnelle sagen? Das Einzige, das ich tun konnte, war, ihre Zuversicht zu stärken, dass sich zeigen werde, was ihr gewiesen sei. Sie besaß offenbar ungenützte Ressourcen und Talente, die auf einen sinnvollen Einsatz warteten. Sie war

45 Elisabeth Lukas, „Wertfülle und Lebensfreude", Profil, München, erw. 4. Auflage 2011, Seite 45–48.

„gemeint", etwas konstruktiv zu verändern – vom Logos gemeint. Sie wusste nicht, was es sein könnte, doch der Logos würde früher oder später an ihre Haustüre klopfen. Das hieß, sie solle sich empfänglich halten für die Einforderung ihrer Talente. Sie solle wachsam und achtsam durch das Leben gehen, damit sie nicht übersehe, was ihr zugedacht sei. Jeder Mensch meißelt am Antlitz der Welt, verfinstert es, erheitert es, kompliziert es – und graviert Spuren ein, die für ihn und andere Folgen haben. Aber er meißelt nicht ohne innere und äußere Bilder. Immer und auch für sie gebe es „traumhafte" Vorlagen, die daran zu erkennen seien, dass sie ein spontanes zustimmendes Echo in ihrem Innersten auslösen würden. Sobald sie ein solches verspüre, dürfe sie keine Mühe scheuen, das Bild in die Tat umzusetzen, zwar mit gebührender Rücksicht auf ihre Familie, und doch in Selbständigkeit und Eigenverantwortlichkeit.

An dieser Stelle sei mir eine fachliche Anmerkung gestattet. Eine der modernen psychologischen Strategien lautet: Der seelisch gestörte Mensch möge ein gutes *Selbsteffizienzkonzept* entwickeln, er solle sich selbst als wirksam verstehen. Dann werde er seiner Störung besser die Stirn bieten können. Dagegen ist nichts einzuwenden, trotzdem variiert die „logotherapeutische Strategie" ein wenig. Ihr gemäß soll der seelisch gestörte Mensch den Auftrag verstehen, der an ihn ergeht, sinnvoll zu wirken. Er möge ein gutes *„Sei-effizient!-Konzept"* entwickeln …

Jedenfalls trennte ich mich nach dem Abendgespräch von der Seminarteilnehmerin ohne irgendeine Erfolgserwartung. Zwei Wochen später erreichte mich ein Brief von ihr. Darin stand zu lesen:

„Die Türe ist offen, ich habe etwas Faszinierendes gefunden! Sie haben von meinen brachliegenden Talenten gesprochen, und da fiel mir die Überschrift eines Zeitungsartikels auf, der von einem ‚Talente-Tauschring' handelt. Hier ein Auszug aus dem Artikel:

> Frau A ist eine wahre Strickkünstlerin. Ihre Nachbarin, Frau B, bewundert immer wieder die kunstvollen Maschenwerke. Ein selbst gestrickter Pullover steht schon lange auf ihrer Wunschliste, aber Handarbeiten waren noch nie ihre Stärke. Und einen Pullover in Auftrag zu geben, kann sie sich nicht leisten. Ihr Wunsch muss dennoch nicht unerfüllt bleiben. Frau A dagegen hat Probleme mit dem Rücken und braucht dringend Hilfe im Haushalt, die sie von ihrem Gehalt jedoch nicht bezahlen kann. Warum sollen die beiden Frauen nicht die Hilfeleistungen miteinander tauschen? Frau B putzt für Frau A und bekommt dafür einen Pullover gestrickt. Nach diesem Prinzip funktionieren die ‚Talente-Tauschringe', die es inzwischen in mehreren Städten Deutschlands gibt.

Ich halte das für eine geniale Idee, gerade auch für Menschen in Nöten und Krisen. Es hat meines Erachtens viel mit dem zu tun, was Sie im Seminar ‚Sinnerfüllung' genannt haben. Kurzum, ich habe beschlossen, in unserem Ort einen solchen Tauschring aufzuziehen und mich dafür zu engagieren.

Aber ich möchte noch etwas anderes sagen. Nach Ihrem Seminar hatten Sie sehr müde Augen, und doch nahmen Sie sich Zeit für mich, hörten mir geduldig zu, vermittelten mir Hoffnung und Perspektiven. Das hat mir am meisten imponiert: Ihr Wille, mir zu helfen, und Ihre Überzeugung, dass ich Gutes bewirken kann. Ihre Überzeugung ist auf mich übergesprungen und hat mich aus der Lethargie herausgerissen. Ich danke Ihnen sehr."

Eine Bahnfahrt[46]

Einmal hatte ich in einer norddeutschen Stadt eine Fortbildung zu leiten und fuhr mit der Bahn von München, wo ich damals wohnte, dorthin. Die Veranstaltung verlief zufriedenstellend. Beim Abschied wurde mir ein prachtvoller Blumenstrauß überreicht. Mit den Orchideenblüten in der einen Hand und meinem Köfferchen in der anderen kämpfte ich mich durch eisigen Wind zum Bahnhof und überlegte dabei im Stillen, was mit den Blumen geschehen solle. Wenn ich sie im geheizten Waggonabteil mit nach Hause nahm, kamen sie nach neun Stunden Fahrt vertrocknet und verwelkt an. Das Einfachste war es, sie gleich in einem Müllcontainer am Bahnhof zu deponieren. Aber es war schade um die schönen Blumen, die, wie mir schien, liebevoll ausgesucht worden waren. Ich brachte es nicht über mich, sie wegzuwerfen, und so bestieg ich den Zug.

---

46 Elisabeth Lukas, „Auf dass es dir wohl ergehe", Seite 229–232.

Im Abteil war es, wie erwartet, sehr warm, und ich öffnete das Fenster. Da sah ich am Ende des Bahnsteigs eine ältere Frau an einem Geländer lehnen. Sie wirkte niedergeschlagen; wer weiß, welche Last sie drückte. Als ich die Frau erblickte, hatte ich eine Idee. Ich packte die Blumen, stieg aus dem Zug und lief auf sie zu. „Entschuldigen Sie bitte, darf ich Ihnen die Blumen schenken?", sprach ich sie an. „Ich bin auf dem Weg nach München und möchte den Orchideen diese lange Fahrt nicht zumuten." Die Frau hob ihr verhärmtes Gesicht. „Mir hat schon lange niemand mehr Blumen geschenkt", antwortete sie erstaunt. „Dann war es Zeit, dass es wieder einmal jemand tut", rief ich ihr zu und sputete mich, um meinen Zug nicht zu verpassen. Als ich bei der Abfahrt aus dem Fenster schaute, winkte sie mir freundlich nach.

Gewiss, ein nebensächliches Ereignis. Vielleicht. Vielleicht auch ein Schlüsselerlebnis für einen einsamen Menschen am Rande der Bitterkeit. Mir geht es bei der Nacherzählung dieses kleinen Ereignisses nicht um den eventuell erzielten Effekt, sondern um das Herausmeißeln der einzigartigen Sinngestalt einer einmaligen Lebenssituation, die darin bestand, Blumen, die ich selbst nur wegwerfen konnte, in Hände zu legen, in denen sie noch Freude bringen mochten. Hätte ich diese einzigartige Sinngestalt nicht erkannt (oder erkannt und nicht ergriffen), wäre sie vergangen und nie mehr zurückgekehrt. Weil ich sie aber gerade noch rechtzeitig erkannt und ergriffen habe, ist sie – nicht *ver*gangen, sondern – *ein*gegangen in die Wirklichkeit, in der sie „Ewigkeitswert" hat.

Was das Erkennen und Ergreifen von einzigartigen Sinngestalten am häufigsten behindert, ist die Abgestumpftheit. Ja, ich behaupte sogar, dass Inspirationen aller Art, seien es künstlerische, wissenschaftliche oder soziale, dem Gegenteil von Abgestumpftheit, nämlich einem tiefen *Gefühl für das Sakrale* entspringen.

Der Mensch hat sich mit seiner Menschwerdung sozusagen „aufgerichtet" und steht nun als aufrechtes Wesen in zwei Bezugsrichtungen: in einem Bezug zu „oben", zur Transzendenz, und in einem Bezug zu „unten", zum Boden der Natur. So, wie er die Stirn in den unermesslichen Raum über sich emporstreckt, so haftet er mit seinen Füßen fest auf der Erde. Es ist seine Verbundenheit und Rückgebundenheit, die sich darin symbolisiert: die Verbundenheit mit seiner biologischen und biochemischen Wurzel einerseits, und die Rückgebundenheit („religio") an seine spirituelle Heimat andererseits.

Beide Bezüge können sich zum Nachteil des Menschen lockern. Als ich einst durch Südamerika reiste, war ich zum Beispiel sehr betroffen von der dort herrschenden Armut großer Bevölkerungsteile, aber eines traf mich am meisten: Die elenden Slums, die sich rund um die Großstädte ansammeln, stehen in keinem Verhältnis zu den riesigen Flächen unbebauten Landes ringsum, auf denen Früchte und Gemüse problemlos wachsen würden, wenn sie angebaut würden. Auf meine Nachfrage erklärte man mir, es läge nicht nur an den politischen Missständen, sondern vor allem auch daran, dass unzählige Leute vom

Land in die Großstädte drängen, wo sie sich ein bequemeres und angenehmeres Leben erwarten, aber moralisch und wirtschaftlich untergehen. Welch ein Irrsinn, wenn Menschen am Rande berstender Fruchtbarkeit hungern! Die Ursachen mögen komplex sein, doch insgesamt ist da offensichtlich ein gesunder Bezug zur Natur und ihren Schätzen verloren gegangen.

In den Industrieländern der Nordhalbkugel ist die Lage bestimmt nicht viel besser, wie die sich zuspitzende Umweltsituation beweist. Trotzdem spricht einiges dafür, dass wir hier mehr noch am schwindenden Bezug zur Transzendenz kranken. Es schwappt zwar gerade eine Esoterikwelle über uns hinweg (die inzwischen zumindest teilweise schon wieder abgeklungen ist), doch bleiben ihre Inhalte allzu sehr an der Oberfläche, ja, teilweise an einer abergläubischen Mystik haften. Dabei wäre es ungemein wichtig, das Gefühl für das echte Wunder, für das Numinose im Winzigen, für das Wertvolle im scheinbar Wertlosen, eben das *Gefühl für das Sakrale* wiederzuentdecken.

Anstrengende Auslandsreisen

Erlebnisse am Rande von Kongressen

Die drei folgenden bewegenden Erlebnisse verifizieren geradezu Frankls These vom „Unbewussten Gott", wonach

„... Gott von uns unbewusst immer schon intendiert ist, ... wir eine, wenn auch unbewusste, so doch intentionale Beziehung zu Gott immer schon haben. Und diesen Gott eben nennen wir den unbewussten Gott."[47]

Begegnung in Göteborg[48]

Echtes Grundvertrauen geht durch alles hindurch, durch Glück und Not, auch wenn sein „Grund" manchmal namenlos bleibt. Ein anschauliches Beispiel dafür habe ich in Göteborg anlässlich von Gastvorlesungen, die ich dort gehalten habe, erlebt. Ein älterer deutschstämmiger Herr, der als mein Übersetzer fungierte, lud mich ein, einen Abend mit seiner

---

47 Viktor E. Frankl, „Der unbewusste Gott", dtv, München [14]2017, Seite 47.

48 Elisabeth Lukas, „Urvertrauen gewinnen", Herder, Freiburg/Br. [2]1993, Seite 122–124.

Frau und ihm auf einer Insel vor Göteborg zu verbringen. Er holte mich mit dem Wagen ab, und während der Fahrt hörte ich große Teile seiner Lebensgeschichte.

Als blutjunger Fliegeroffizier im Zweiten Weltkrieg war er über russischem Gebiet abgestürzt, hatte lange verwundet im Lazarett gelegen, war in ein sibirisches Gefangenenlager verschleppt worden, dort unter unsäglichen Entbehrungen und Gefahren ausgebrochen und nach Hongkong geflohen, von wo er eine Schiffsüberfahrt nach Schweden bewerkstelligt hatte. Hier war er ansässig geworden und hatte sich „von der Pike auf hochgearbeitet". „Ich bin ein Atheist", bemerkte er wie in einem Nebensatz. „In Sibirien ist mir das Bild eines gütigen Gottes abhandengekommen." Von dem anstrengenden Vorlesungstag ermüdet antwortete ich nichts darauf. Welches Recht hätte ich, die nie in einem sibirischen Gefangenenlager gewesen ist, auch gehabt, dagegen zu argumentieren?

Schließlich erreichten wir die kleine Insel vor Göteborg, auf der mein Gastgeber ein Waldgrundstück mit einem hübschen schwedischen Blockhaus besaß. Wir betraten ein märchenhaftes Reich. Von der Eiszeit abgeschliffene runde Felsbrocken, mit Moos bewachsen, luden zum Sitzen unter dunklen Nadelgehölzen ein. Leise rauschte das Meer im Hintergrund. Anmutig schmiegte sich das Holz des niedrigen Hauses in die Landschaft, von einem Gürtel honiggelber Blüten umrankt.

Als wir das Haus betraten, zündete mein Gastgeber ein Öllämpchen über dem Esstisch an, eine Geste, die etwas auffallend Feierliches an sich hatte. Die Erklärung dafür erhielt ich, als wir nach einem guten Mahl und einer anregenden Konversation mit seiner Frau aufbrachen. Da stellten sich die beiden Eheleute um den Tisch, nahmen einander und mich an der Hand, sagten „Danke“ und löschten die Öllampe wieder aus. „Es ist ein Ritual“, erklärte mein Gastgeber diesen Vorgang, „welches ich eingeführt habe. Wer die Gräuel der Kriegs- und Nachkriegszeit ausgekostet hat und am Ende einen so herrlichen Platz der Erde sein Eigen nennen darf, wie ich, dessen Herz zerspringt schier vor Dankbarkeit ...“ Dieser feine alte Herr ist tief religiös; er weiß es bloß nicht. Was ihm abhandengekommen ist, ist lediglich der Name des gütigen Gottes, zu dessen Ehre an jeder von ihm im Blockhaus verbrachten Stunde das Öllämpchen glüht. Sein Grundvertrauen hat Sibirien überlebt.

Die Geschichte zeigt noch ein Weiteres. Er nimmt bei der Danksagung seine Frau und eine Besucherin *an der Hand* – welch schönes Zeichen freundschaftlicher Verbundenheit! Fährt er aber allein auf die Insel hinaus, genießt er sein „Märchenreich“ genauso; auch dann brennt das Öllämpchen, und seine Lippen formen ein „Danke“, wenn es verlöscht. Lernen wir daraus: Vertrauensvolle Menschen leben harmonischer mit ihren Mitmenschen zusammen und halten Alleinsein besser aus.

Begegnung in Toronto[49]

Auf dem Neunten Weltkongress für Logotherapie, der im Juli 1993 in Toronto/Kanada tagte, sprach mich eine Teilnehmerin beim Mittagessen an. Ob ich wohl zwischendurch für ein Beratungsgespräch Zeit hätte? Nun sind Kongresse mit ihren fachlichen Disputen und freundschaftlichen Verpflichtungen kein optimaler Ort für Therapiesitzungen. Die Frau machte jedoch einen ziemlich niedergeschlagenen Eindruck, sodass ich ihrer Bitte nachkam und mich mit ihr in eine ruhige Ecke zurückzog.

Kaum saßen wir, „platzte die Bombe". Eigentlich sollte sie gar nicht hier sein, eröffnete sie mir, denn sie sollte tot sein. Sie habe fest vorgehabt, sich zu suizidieren. Irgendetwas habe sie davon abgehalten, vermutlich eine in ihr drinnen steckende Feigheit. Und irgendetwas habe sie zu dem in den Medien angekündigten Kongress gelockt, vermutlich der Wunsch, ihrem Kummer für ein paar Stunden zu entfliehen. Nach wie vor sei sie überzeugt, der Suizid sei die einzig richtige Lösung unter den ihr gegebenen Umständen. Da sie mich jedoch auf dem Kongress über Sinnsuche und Sinnfindung habe sprechen hören, wolle sie mit mir erörtern, warum sie glaube, dass es in ihrem Fall sinnvoll sei, aus dem Leben zu scheiden.

„Warten Sie", unterbrach ich sie, „bevor Sie mir mehr erklären, möchte ich eine Korrektur anbringen. Sie vermuten Feigheit und Fluchttendenzen als

49 Elisabeth Lukas, „Psychotherapie in Würde", Beltz, Weinheim 2003, Seite 192–194.

Grund Ihres Hierseins. Mir scheint dies nicht stimmig zu sein. Feigheit und Fluchttendenzen hätten Sie eher zum Suizid getrieben. Schließlich gehört eine Portion Mut dazu, am Leben zu bleiben, wenn es schwer ist, und sich der Schwere zu stellen." „Was sonst aber könnte mich bewogen haben, das als richtig Empfundene nicht zu tun?", fragte die Frau zurück. „Sie sagten, *irgendetwas* habe Sie abgehalten und hierher gelockt", antwortete ich ihr. „Vielleicht ist dieses *Irgendetwas* Ihr persönliches Gewissen, das um einen anderen Sinn weiß als Ihr Verstand. Um einen Sinn Ihres Weiterlebens, den Sie im Zuge dieses Kongresses bewusst entdecken sollen, aber unbewusst längst schon ahnend vorweggenommen haben."

Die Teilnehmerin sann meiner Interpretation eine Weile nach. Dann erzählte sie mir ihre Geschichte. Es war eine in unserer Zeit fast alltägliche Geschichte, und dennoch eine herzergreifende. Ihre Ehe, der zwei Kinder entstammten, hatte nicht gehalten. Nach der Scheidung waren die Kinder ihr, der Mutter, zugesprochen worden. Der Vater, der Alimente zahlen musste, übte sein Besuchsrecht aus. Und nun kam der Punkt auf dem „i" des (für viele Familien heute leider alltäglichen) Leides: Der Vater würde die Kinder missbrauchen, um seine geschiedene Frau zu demütigen und zu verletzen. Die Kinder selbst würde er schon mögen, aber solange sie, die Mutter, mit im Spiel sei, die Frau, von der er im Hass Abschied genommen hatte, würden die Kinder von ihm quasi als Pfeile benutzt, um die Mutter seelisch zu quälen und zu durchbohren. Die Erzählung der unglücklichen Frau schloss die Schilderung mehrerer Begebenheiten ein, welche ihre These erhärteten. „Deshalb", so endete sie, „ist es das Beste, wenn ich sterbe. Dann wird mein geschiedener Mann die Kinder nicht mehr gegen mich aufhetzen und sich fürsorglich um sie kümmern."

Was mir in dieser Darstellung einer vertrackten Situation angeboten wurde, war die Idee einer Mutter, sich für ihre Kinder aufzuopfern. Eine irrwitzige Idee allerdings, die ihr Ziel verfehlen würde, sollte sie in die Tat umgesetzt werden. Und darüber galt es zu reden – über den grässlichen Irrtum. Einen Irrtum, der sich im Denken und Fühlen der Frau zusammengebraut hatte – in den Fallstricken rationaler Argumente und in der Abwehr emotionaler Zerrissenheit. Nicht aber in geistig unbewusster Tiefe, die durchtönt wird von einer außermenschlichen Instanz.

„Ich glaube zu verstehen, was Ihr Gewissen gegen Ihren Plan einzuwenden hat", begann ich meine Überlegungen zu artikulieren. „Ihr Plan baut darauf auf, dass Ihr geschiedener Mann den Kindern ein guter Vater sein wird nach Ihrem Tod. Ich kenne diesen Mann nicht. Ich weiß nichts über ihn, aber eines weiß ich gewiss: Wer bereit ist, Kinder zu ‚Waffen' zu degradieren, der liebt sie nicht. Nicht wirklich und echt. Denn wie könnte jemand einen Menschen aufrichtig lieben und ihn im selben Atemzug als ein Mittel zu selbstsüchtigen destruktiven Zwecken verwenden?"

Die Frau blickte mich erschrocken an, aber ich musste ihr Erschrecken noch forcieren. „Wenn Sie und ich recht haben", fuhr ich fort, „wenn es wahr ist, dass Ihr geschiedener Mann die Kinder skrupellos benutzt, wie Sie es behaupten, und sie daher gar nicht wirklich liebt, wie ich es (unter diesem Vorzeichen) behaupte, wessen Liebe haben die Kinder dann noch, sobald Sie tot sind? Wäre es nicht so, dass sie dann niemandes Liebe mehr hätten?" Schweißperlen sammelten sich auf der Stirne der Frau, während sie mir zuhörte; trotzdem war ich mit meinen Überlegungen noch nicht zu Ende. „Mit der Liebe", sagte ich, „hat es eine geheimnisvolle Bewandtnis. Sie äußert sich auf mannigfache Weise. Daneben gibt es Weisen, wie sie sich niemals äußert. Missbrauch gehört dazu. Im-Stich-Lassen auch. Sollten Ihre Kinder einen Vater haben, der sie missbraucht, und eine Mutter, die sie im Stich lässt, würden sie mir sehr leid tun ..." „Nein, nein", schluchzte die Frau auf, „das will ich nicht. Das darf nicht sein!"

Als sie sich wieder beruhigt hatte, nickte sie mir zu. „Jetzt glaube ich auch, dass mich eine innere Stimme am Suizid gehindert und zum Kongress geschickt hat", bekannte sie. „Was Sie sagen, klingt mir vertraut, als hätte ich es mir selbst gesagt. Dennoch konnte ich es vorher nicht so sehen." „Ja", erwiderte ich, „aber entschieden haben Sie sich schon vorher richtig, nämlich *für* das Leben. Für das Leben mit Ihren Kindern, in aller Schwere und in – Liebe. Übrigens gibt es keinen besseren ‚Schutzschild' gegen etwaig anfliegende ‚Pfeile' als den gemeinsamen Zusammenhalt in

Gelassenheit und Versöhnlichkeit; daran prallt mit der Zeit jede Gehässigkeit ab. Sie brauchen nur ein wenig Geduld."

Als die Teilnehmerin den Neunten Weltkongress für Logotherapie verließ, blieb ihre Suizidabsicht gleichsam im Müll der Kongressabfälle zurück. In hellem Licht betrachtet muss man jedoch zugeben, dass sie gar nicht beim Kongress angekommen wäre, wäre sie nicht zuvor im Ringen um eine existenzielle Entscheidung ihrem „unbewussten Gott" begegnet.

Begegnung in Ljubljana[50]

Ein Beispiel soll verdeutlichen, aus welch unvorstellbar steilen Abgründen heraus, und erst recht aus ihnen, der Logos antizipiert werden kann, so als würden unsere geistigen Antennen – im Unterschied zu den physikalischen – in der Tiefe noch besser empfangen können als in der Höhe. Was daran liegen mag, dass die geistig unbewusste Tiefe des Menschen seine eigentliche Höhe ist, zu der sich sein Sein im Hinauslangen über sich selbst aufgipfelt …

Das Beispiel betrifft einen bosnischen Kollegen von mir, einen Psychologen, der im Zuge des Jugoslawien-Krieges nach Slowenien geflüchtet war. Er wurde mir bei einem Expertentreffen nach einem Seminar in Ljubljana vorgestellt. Da er sich am Gespräch nicht beteiligte und nahezu versteinert wirkte, versuchte ich, ihn zum Sprechen zu bringen. „Sie müssen

50 Elisabeth Lukas, „Psychotherapie in Würde", Seite 200f.

Furchtbares durchgemacht haben vor Ihrer Flucht", tastete ich mich vorsichtig an ihn heran. „Ja", antwortete er. „Ich habe 15 Jahre lang auf ein Haus gespart, das wir knapp vor Ausbruch des Krieges gebaut haben und das jetzt in Trümmern liegt. Ein solches Haus werde ich mir in meinem ganzen Leben nicht mehr anschaffen können. Aber das ist nicht das Schlimmste".

Sein Nachsatz hielt mich davon ab, auf die Hausproblematik einzugehen. Ich spürte, dass es um weit mehr ging, und wartete, ob er sich mir öffnen wollte. Monoton und mit unverändert versteinerter Miene fuhr der Kollege fort: „Dann ist meine Frau gestorben. Eine Operation hätte sie gerettet, aber in unserem Krankenhaus konnte nicht mehr operiert werden, weil es keine Narkosemittel mehr gab und die meiste Zeit der Strom ausgefallen war." Scheinbar gleichmütig setzte er hinzu: „Auch das war nicht das Schlimmste."

Hilflos schwieg ich in der Erwartung, was noch kommen mochte. „Später hat eine verirrte Kugel aus dem Hinterhalt meinen kleinen Sohn in den Kopf getroffen. Es passierte, als wir an einem ruhigen Vormittag die Straße vor unserem ehemaligen Haus entlanggingen. Ich sprach gerade mit ihm über den Waffenstillstand, den die Politiker ausgehandelt hatten, und über unsere Hoffnung darauf. Ein Knall, und mein Sohn lag tot neben mir." Mit schrecklich unbewegter Stimme fügte der Kollege hinzu: „Trotzdem war auch das nicht das Schlimmste."

Mir stockte der Atem. Gab es Schlimmeres? Da fuhr er fort: „Und dann habe ich auf Frauen und Kinder geschossen. Auch ich. Das war das Schlimmste …"

Obwohl ich durch meine langjährige psychotherapeutische Praxis etwas „abgehärtet" bin, trieb mir dieses Bekenntnis die Tränen in die Augen. Ich brachte kein Wort heraus. Dennoch bahnte sich in der darauf folgenden Stille eine Einsicht ihren Weg durch mein ausuferndes Mitgefühl, eine Einsicht, die sich auf meine Lippen drängte. „Dass Sie Ihr eigenes Mittun im Krieg als das Schlimmste erachten", hörte ich mich sagen, „das adelt Sie."

Wie auf ein Stichwort hin vertauschten sich unsere „Rollen". Während ich meine Fassung wiedererlangte, wurden die Augen meines Kollegen feucht, und als er sich zu weinen erlaubte, fiel endlich die Versteinerung von ihm ab, worüber ich sehr froh war. Der Ruf hatte ihn spät erreicht, für manch einen anderen zu spät, aber mittlerweile, davon bin ich überzeugt, vernahm er ihn mit höchster Präzision. Jetzt hatte er sich dem Erbarmen seines „unbewussten Gottes" übergeben.

Erkenntnisse aus Finnland und dem EEG[51]

Als ich einst Seminare an der Sommeruniversität Imatra in Finnland hielt, berichteten mir die Studierenden von einer seltsamen Beobachtung. Seit die Zentralheizungen in Finnland eingeführt worden

51 Elisabeth Lukas, „Aus Krisen gestärkt hervorgehen", topos plus, Kevelaer 2013, Seite 23–25.

seien, sagten sie, habe der Alkoholismus bei der Landbevölkerung signifikant zugenommen. Ich wunderte mich über diesen Zusammenhang, der sich jedoch schnell aufklärte. Im Zeitalter ohne Zentralheizungen war die finnische Landbevölkerung gewohnt gewesen, an Sonntagen bei halbwegs gutem Wetter mit kleinen Handwägelchen durch die Wälder zu streifen, um Holz für die dunklen, eiskalten Tage zu holen. Diese Aktion war vieles in einem: Vorratssammlung, Familienausflug, Fitnesstraining, Gelegenheit zum Gedankenaustausch für die Erwachsenen und zum Sichaustoben und Erlernen sozialer Kompetenzen für die Kinder. Mit der Einführung der Zentralheizungen bedurfte es solcher Waldgänge nicht mehr, was zweifellos angenehm war. Eine Knopfdrehung, und die Wohnungen wurden warm. Blieb nur die Frage offen: Was tun mit den frei gewordenen Sonntagen? Wem dazu nichts einfiel, der hockte sich vor den Fernseher und schaute sich einen Film nach dem anderen an. Und wer sich dabei langweilte, goss eine Flasche Bier nach der anderen in sich hinein …

Untersuchen wir dieses soziologische Phänomen in einem weiten Umfang, dann stoßen wir auf eine eigentümliche Polarisierung. Es reagieren nämlich nicht alle Menschen auf die Absenkung von Notwendigkeiten gleichermaßen. Es kommt sogar häufig zu extrem unterschiedlichen Reaktionen. Da gibt es Personen, die die neuen Freiräume mit Freude und Ideenreichtum ausgestalten. Sie legen sich einen schönen Garten an, tun etwas für ihre Bildung, engagieren sich in Ehrenämtern, schmökern in Büchern, pflegen Kontakte und unternehmen Städtetrips, um nur einige wenige Stichworte aufzulisten. Leider gibt es auch die anderen: Personen, die in den neuen Freiräumen verloren sind, in Passivität und Apathie versinken und dabei einer geistigen Öde anheimfallen, die schließlich - weil sie nicht auszuhalten ist - mit Fernsehsucht, Esssucht, Spielsucht, Sexsucht, Nörgelsucht etc. zugestopft wird.

Fragen wir, wie es zu dieser Polarisierung kommt, bzw. wo die Gabelung ist, an der sich entscheidet, ob ein Mensch seine Freiräume sinnvoll nützt oder nicht. Dazu hat uns Giselher Guttmann, ehemaliger Vorstand des Psychologischen Instituts der Wiener Universität, wichtige Hinweise geliefert. Er fand bei ergometrischen Messungen am EEG heraus, dass manche Personen exakt dann, „wenn es darauf ankommt", also in Bewährungssituationen, zusätzliche Kräfte mobilisieren, was ihre Leistungen anspornt, während andere Personen just dann versagen, „wenn es darauf ankommt", obwohl sie unter neutralen Bedingungen gleich gute Leistungen erbringen wie die erstgenannten Personen. So können zum Beispiel Rennläufer, die im Training identische Geschwindigkeiten erreichen, in zwei Gruppen eingeteilt werden. In die Gruppe derjenigen, die in der Bewährungssituation (in diesem Fall beim Wettkampf) stets eine Spur langsamer sind als sonst - sie werden etwas ironisch die „Trainingsweltmeister" genannt -, und in die Gruppe derjenigen, die beim Wettkampf sich selbst noch übertreffen - sie zählen nicht selten tatsächlich zu den Siegern.

Die Ursache, warum Menschen mit gleichen Fähigkeiten in Belastungs- und Bewährungssituationen derart unterschiedliche Tüchtigkeitsgrade aufweisen, ist ebenfalls bekannt. Es hängt (außer natürlich auch ein bisschen vom „Glück") davon ab, woran sie in diesen Situationen denken, oder noch genauer formuliert: ob sie *an sich* denken oder sich *selbstvergessen* hingeben an „das eine, was nottut". Denken sie *an sich*, steigen automatisch Ängste in ihnen hoch. Die Angst, sie könnten sich blamieren, die Angst, sie könnten ihre Freunde und Angehörige enttäuschen, die Angst, an ein Schicksal ausgeliefert zu sein, das von ihnen nicht steuerbar ist. Wer in erster Linie an sich selber denkt, muss in der Bewährungssituation unweigerlich zittern vor allem, was geschieht, wenn er sich nicht bewährt. Solche Ängste irritieren die Großhirnrinde. Es kommt aufgrund exakt messbarer Veränderungen der Gleichstrompotenziale im Zentralnervensystem zu einer Überaktivierung der Großhirnrinde, was den Leistungsabfall vorprogrammiert. Die geistigen Kapazitäten werden durch emotionale Faktoren blockiert.

Anders ist es bei denjenigen Menschen, die sich *selbstvergessen* hingeben an die jeweilige Situation. Sie haben nur „das, worauf es gerade ankommt", im Blickfeld und bündeln ihre Kräfte, um diese gegenwärtige Aufgabe zu bewältigen, so gut es geht. Der Stress der Bewährung blockiert sie nicht, sondern erzeugt maximale Konzentration und gegebenenfalls sprühende Improvisation bei ihnen, was sich wiederum an den Daten der Gleichstrompotenziale in der Großhirnrinde ablesen lässt. Die hohe geistige Konzentration ermöglicht eine optimale Leistungskapazität.

Fazit

Der Fokus auf das jeweils Sinnvolle optimiert die psychophysische Leistungskapazität - was Frankl schon lange vor sämtlichen ergometrischen Experimenten gewusst hat.

Die dichten Wälder vor Amsterdam[52]

Als ich anlässlich eines Vortrages nach Amsterdam reiste, zeigte der Fahrer, der mich vom Flughafen abholte, auf ein riesiges Waldgebiet unweit der Stadt und erzählte mir, dass während der schrecklichen Wirtschaftskrise in den 1930er-Jahren Tausende Arbeitslose des Landes in freiwilligen Einsätzen jene Bäume gepflanzt haben, die bis auf den heutigen Tag „Lunge" und Erholungsgebiet der holländischen Metropole sind. Diese Leute haben bei der Pflanzaktion bestimmt nicht wenig an Hunger gelitten, aber ich bin überzeugt, dass sie vor noogenen (geistig ausgelösten) Depressionen und Sinnkrisen verschont geblieben sind. Denn wer müht sich ab um eine Zukunft - und das Bäumepflanzen ist mehr denn alles andere eine Arbeit auf Zukunft hin -, wenn er an keine Zukunft glaubt? Es ist eine enorme Lebensaufgabe

52 Elisabeth Lukas, „Wertfülle und Lebensfreude", Profil, München, erw. 4. Auflage 2011, Seite 67f.

gewesen, die damals angepackt und zum Wohle künftiger Generationen erledigt worden ist!

Ähnliches geschieht bei Organisationen, die hilfsbereite Menschen mit hilfsbedürftigen Menschen in Kontakt bringen, ehrenamtlich selbstverständlich, und die dabei wiederholt die Erfahrung machen, dass dank ihrer Vermittlung beide Teile profitieren, der gebende und der nehmende Teil. Was letzterer an Lebenshilfe gewinnt, gewinnt ersterer an Lebensaufgabe hinzu.

Sinn vermitteln können wir Therapeuten nicht (die Eheberater vermitteln schließlich auch keine Ehen ...), aber was wir tun können, ist: Zeugnis ablegen dafür, dass sich Lebensaufgaben finden und erfüllen lassen, auch unter eingeschränkten Bedingungen und in schwieriger Zeit. Für eine solche Zeugenschaft reicht allerdings Empathie nicht aus. Wenn wir unseren Patienten bloß verständnisvoll zuhören und ihnen ihren Pessimismus rückspiegeln, weitet sich ihr Gesichtsfeld nicht. Da müssen wir schon etwas mehr „educare" ins therapeutische Zwiegespräch einstreuen, indem wir Anregungen geben, Vorbilder und Metaphern heranziehen, Visionen und Imaginationen anzapfen, kurz, das geistige Potenzial unseres Gegenübers herausfordern. Das mag nicht leicht sein, aber die Verwirklichung einer lebenswerten Existenz ist auch nicht etwas, das einem in den Schoß fällt, sondern etwas, um das gerungen werden muss, und sei es im therapeutischen Dialog.

Altenheim und Hospiz in Sizilien

Besuch in einem sizilianischen Altenheim[53]

Die „Associazione Casa Famiglia Rosetta" mit Sitz in Caltanisetta/Sizilien hatte mich gebeten, Logotherapie-Fortbildungskurse für ihre Mitarbeiter in sozialen Berufen zu halten. Im Zuge dieser Tätigkeit wurde ich eingeladen, ihre verschiedenen Einrichtungen zu besichtigen. So kam es, dass ich auch Einblick in ein sizilianisches Altenheim erhielt.

Dieses war freundlich und hell, vor allem aber herrschte ein Geist der Gemeinsamkeit. Niemand saß in seinem kleinen, spärlich möblierten Appartement. Die Zimmer machten den Eindruck, als ob in ihnen gar nicht gewohnt, sondern bloß geschlafen würde. Wo immer man alte Leute sah, sah man sie in Gruppen. Einige saßen auf der großen Terrasse des Hauses, eng zusammengedrängt wegen einer leichten, frischen Brise. Andere saßen in der offenen Vorhalle und unterhielten sich angeregt über die Tagespolitik. Am meisten beeindruckte mich die Szene in der überdimensionalen Wohnküche. Herd, Spüle und andere Kochgeräte waren in der Mitte aufgebaut, während rundum, den Wänden entlang, eine Holzbank verlief, auf der etwa 15 alte Damen saßen. Alle waren ordentlich frisiert, trugen die üblichen schwarzen Gewänder des Südens und wirkten wie Schwestern, Mütter und Tanten einer einzigen Großfamilie. Auf dem

53 Elisabeth Lukas, „Spannendes Leben", Profil, München, erw. 4. Auflage 2014, Seite 196–198.

Herd brutzelte eine Fleischsauce in einem riesigen Topf, und der Friede, der über allem schwebte, wirkte fast greifbar, als wäre er die wesentlichste Zutat zu einem köstlichen Gericht.

Manche der alten Damen strickten oder häkelten, andere plauderten, zwei hatten Fotos von Angehörigen in den Händen und erzählten einander gewiss oft wiederholte Teile ihrer „Familiensaga". Keine war laut, keine störte ihre Nachbarin, aber jede war irgendwie allen zugewandt in einer geistig verdichteten Nähe, die wir fremden Besucher nur ehrfürchtig registrieren konnten. Mit einladender Gestik wurden meine Begleiterin und ich aufgefordert, Platz zu nehmen, und so saßen wir auf einmal ganz schlicht und natürlich unter 80- und 90-Jährigen, als wären wir dort zu Hause.

Zu meiner Rechten befand sich eine sehr alt aussehende Frau mit schlohweißem Haar und tausend feinen Äderchen in ihren rosigen Wangen. Sie hielt einen Rosenkranz in ihren Händen und betete still vor sich hin. Plötzlich fühlte ich ihre Hand auf meiner und schaute mich zu ihr um. „Sie sind fleißig beim Beten", sagte ich, um ein Gespräch zu beginnen, und meine Begleiterin übersetzte. Die Alte lächelte fast ein wenig verlegen. „Ja", antwortete sie, „ich bete für die Jugend." „Die Greisin betet für die Jugend", dachte ich, „welch ein schöner Gedanke." Die Frau drückte meinen Ellenbogen. „Und zwar für die Jugend aller Völker", fuhr sie fort, „nicht nur des italienischen Volkes." Gerührt blickte ich sie an, und die Vision vom Frieden als Zutat des köstlichsten Gerichtes der Welt nahm noch konkretere Formen an. „Ich weiß nicht, was es alles für Länder gibt", wisperte die alte Frau, „es scheinen viele, viele zu sein. Aber meine Freundin da drüben –", sie wies mit ihrem Kinn zur gegenüberliegenden Bank in der Küche, „die kennt sich aus und sagt mir oft die Namen der Länder, für deren Jugend ich beten soll."

„Ich glaube, die Jugend kann Ihre Gebete gut gebrauchen", antwortete ich der Frau ernst. Da mischte sich meine Nachbarin zur Linken ein. „Der Jugend geht es heutzutage besser, als es uns je gegangen ist", meinte sie, „die hat es nicht schlecht!" Aus mir unbekannten Gründen fühlte ich mich geneigt, die Frau mit dem Rosenkranz zu verteidigen. „Es kann schon sein, dass eine schwere Zeit auf die nächste Generation zukommt", entgegnete ich, „unsere Welt ist heute mit enormen Problemen konfrontiert." Doch erstaunlicherweise schüttelte meine Nachbarin zur Rechten ihren Kopf mit dem schlohweißen Haar, und in ihr Gesicht trat ein eigenartig entrückter Ausdruck. „Es wird etwas ganz Unerwartetes sein", flüsterte sie. „Ich sehe mehr Überraschung in ihren Augen als Angst."

Langsam entschwand der entrückte Ausdruck, und sie wandte sich wieder ihren Gebeten zu. Was war das gewesen? Eine Weissagung? Wie erwacht und doch nicht ganz da schaute ich um mich. Alles war wie vorher, der Kochtopf brutzelte noch immer auf dem Herd, die alten Damen saßen noch immer häkelnd und murmelnd auf der langen Bank entlang den Wänden der Küche, meine Nachbarinnen waren einfache alte Leute, wenn mit Bildung ausgestattet, dann mit der Bildung des Herzens. Und doch war etwas ausgesprochen worden, das ich nicht so schnell vergessen würde. „Ich sehe mehr Überraschung in ihren Augen als Angst", hatte die Frau gesagt, die für die Jugend aller Nationen betet.

Wer weiß, was sie an der Schwelle ihres Lebens gesehen hat, in jenem sizilianischen Altenheim, das wie kaum ein anderes den Frieden in seine Räume hereinzuholen vermag. Ich ging heim als Beschenkte, auch wenn ich die Bedeutung des Geschenks erst heute im Zeitalter extremer Herausforderungen zu ahnen beginne. Hoffentlich entglitt dieser alten Frau der Rosenkranz nicht allzu schnell aus den Händen …

Besuch in einem Hospiz für AIDS-Kranke[54]

Wir sind davon ausgegangen, dass sich fast jedes Leiden noch gestalten lässt. Und wenn wir schon darauf verzichten müssen, den Schleier, der über dem geheimen Sinn der Nachtseiten des Lebens ausgebreitet ist, zu lüften, so ist uns doch erlaubt, die Gestaltung dieser Nachtseiten selber auf tapfere Weise vorzunehmen. Es steht uns frei, Sinn *hinein*zulegen in etwas, aus dem wir desgleichen nicht *heraus*lesen können.

Ein authentischer Bericht soll diese Möglichkeit aufzeigen, die es uns erlaubt, wenn es sein muss, noch eine letzte Aufgabe zu erwählen und meisterhaft zu vollenden, also bis zuletzt Sinn im Leben zu

54 Elisabeth Lukas, „Geborgensein – worin?", Seite 201–203.

erfüllen. Es ist eine Möglichkeit und nicht mehr – aber eine, die den Abschied leichter macht und dasjenige, von dem wir uns verabschieden, in ein Licht taucht, das unauslöschlich ist.

Der Bericht

Im Zuge einer Weiterbildung für Mitarbeiter in therapeutischen Wohngemeinschaften habe ich ein Hospiz für AIDS-Kranke in Sizilien besucht. Das fand zu einem Zeitpunkt statt, als man noch fieberhaft nach Medikamenten für diese Krankheit geforscht hat.

Die Bewohner des Hospizes waren vorwiegend junge Männer, die als Halbwüchsige von der Mafia oder auf anderen Wegen zur Drogensucht verführt worden waren und sich irgendwann dabei infiziert hatten. Durch ihre „Drogenkarriere" bedingt waren ihre familiären und freundschaftlichen Beziehungen längst abgerissen; viele von ihnen hatten zudem kriminelle Delikte begangen und waren in Gefängnissen eingesessen. Mit fortschreitender Krankheit hatten die Ärzte nichts mehr für sie tun können, und da die Kranken keinerlei Zuhause hatten, waren sie für die Endphase ins Hospiz verlegt worden.

Wer Erfahrungen mit AIDS-Patienten hat, weiß, dass ihre Endphase außerordentlich schmerzlich und (wegen permanenter Durchfälle) entwürdigend ist. Die jungen Männer hatten noch hübsche Gesichter, aber völlig ausgezehrte Leiber und wurden oft von Krämpfen geschüttelt. Das Entsetzlichste aber war ihre Hoffnungslosigkeit und Resignation, das passive

Warten-Müssen auf den Tod, gegen den sie mit jeder Faser ihres Herzens rebellierten.

In dieser Situation starteten die Mitarbeiter des Hospizes, die logotherapeutisch ausgebildet waren, einen Modellversuch. Sie richteten unter der Leitung eines ortsansässigen russischen Künstlers eine gesponserte Ikonenmalwerkstätte ein. Jeder Kranke durfte die Größe der von ihm zu bemalenden Holzplatte bestimmen, je nachdem, wie viel Kraft er sich noch zutraute. Auch das Mal-Motiv durfte er frei wählen; es brauchte kein religiöses zu sein. Neben Engeln und Marienköpfen wurden Landschaftsbilder ausgesucht, Szenen aus den Dörfern, in denen die Männer aufgewachsen waren – als ihre Welt noch heil gewesen ist.

Danach begann jeder, der wollte (und sie wollten alle!), seine Ikone zu malen. Er erhielt eine reguläre künstlerische Anleitung und bei Bedarf Stützen und Gestelle, um vom Bett aus malen zu können. Er lernte, die Farben sorgfältig zu mischen, hauchdünne Lackschichten aufzutragen, durch die die Maserungen des Holzes durchschimmerten, sowie Gold- und Silberauflagen einzustanzen. Trotz ihrer Schwäche malten die Kranken mit unglaublicher Hingabe und Ausdauer.

Jeder wurde überdies aufgefordert, seine Ikone einer Person zu widmen, die sie nach seinem Tode bekommen sollte. Zum Beispiel jemandem, den er einst geliebt hatte oder den er um Verzeihung zu bitten wünschte. Dabei ereignete sich manch Rührendes. Ein junger AIDS-Kranker widmete zum Beispiel die

Ikone, an der er emsig arbeitete, seinem Vater, obwohl dieser Vater seit Jahren nichts mehr von seinem drogensüchtigen Sohn hatte wissen wollen. Andere widmeten ihre Ikone ihren Betreuern im Hospiz, bei denen sie sich für deren „letzte Hilfe" bedanken wollten; solche Ikonen erhielten posthum einen Ehrenplatz im Korridor des Hauses.

Was war nun das Ergebnis des geschilderten Modellversuches nach zwölf Monaten? Es war ein Dreifaches:

1. Seit Einführung des Ikonenmalens waren – gegenüber früher – nur rund die Hälfte an Schmerzmitteln im Hospiz benötigt worden. Ein Beweis, dass die Kranken zeitweise ihre Schmerzen „vergessen" hatten.

2. Seit Einführung des Ikonenmalens waren die furchtbaren Todeskämpfe und -schreie ausgeblieben, die vorher das Haus erschüttert hatten. Ein Beweis, dass die Kranken versöhnter hatten sterben können.

3. Das am meisten Beeindruckende aber war, dass während der zwölf Monate des Modellversuches *nicht einer gestorben ist, bevor er seine Ikone fertiggestellt hatte*. Ein Beweis, zu welch triumphalem Sieg der Geist über einen siechen Körper noch fähig ist.

Als Konsequenz dieser Ergebnisse ist allen Schwerkranken zu raten, nicht vom Todeshauch entmutigt aufzuhören, kreativ zu leben, sondern umgekehrt:

gerade wegen der Todesnähe damit zu beginnen, ihr eigenes „Meisterwerk" zu schaffen, worin es auch bestehen mag. *Sie werden die Zeit dafür haben.*

Aus einer Zuschrift an mich[55]

„Ich hörte vorige Woche Ihren Vortrag über den Lebenssinn. Dabei gefiel mir besonders der Bericht über die AIDS-Kranken, die noch kurz vor ihrem Tod eine Ikone malen durften und darin Sinn erfuhren: Es war ihr Meisterwerk, die Krönung ihres Lebens.

Ich bin 65 Jahre alt, und mein Leben wurde mit 35 Jahren durch einen Unfall mit schwerer Kopfverletzung durchkreuzt. Ich konnte meinen Beruf nicht mehr ausüben und musste in Berufsunfähigkeitspension gehen. Das war das Aus für mich, hing ich doch so sehr an meinem Beruf. Ich fühlte mein Leben verpfuscht. Seit zehn Jahren betreue ich nun täglich meine Mama abends im Seniorenheim. Durch Ihren Bericht kam mir die Idee: Das ist doch *mein Meisterwerk*, die *Krönung meines Lebens*! Dieser Gedanke, dass ich mein Meisterwerk schaffe, gibt mir Kraft, körperlich und seelisch, zur Mama zu gehen. Ich gehe ja gerne, aber meine Gesundheit ist schwach, und zuweilen bin ich mit meiner Kraft fast am Ende. Ich bin oft bis 21.30 Uhr bei ihr. Mama ist 96 Jahre alt und jammert, wenn ich früher gehe. Sie ist wie ein Kind. So warte ich, bis sie schläft und gehe dann, nachdem ich sie gesegnet habe.

---

55 Elisabeth Lukas, „Auf dass es dir wohl ergehe", Seite 226.

Sie sagten im Vortrag, alle AIDS-Kranken konnten wie durch ein Wunder ihre Ikone fertig malen, ehe sie starben. Das heißt für mich: Auch ich werde die Kraft haben, Mama zu unterstützen, bis sie heimgeht. – Liebe Frau Lukas, ich wollte, dass Sie erfahren, wie sehr mir Ihr Vortrag hilft und Auftrieb gibt! Ich bin seither nicht mehr ‚berufsunfähig' = ein ‚Nichtsnutz', nein, ich schaffe mein ‚Meisterwerk'! Vergelt's Gott!"

Irren ist menschlich – auch in Übersee

Nordamerika

In Toronto weilte ich nicht nur im Zuge von Kongressen. Das St. Michel's College lud mich öfter zu Lehrveranstaltungen in Wochenblockform ein. Im Allgemeinen bestand ich diese englischsprachige Herausforderung recht gut, aber einmal unterlief mir ein „komisch-schlimmer" Fehler. Ich hatte schon den ganzen Vormittag unterrichtet und sollte am Nachmittag noch für einen Fernsehauftritt zum Thema „Konstruktive Kommunikation in der Familie" bereitstehen. Also wanderte ich am frühen Nachmittag vom Hotel zur Universität zurück. Das College liegt in einem idyllischen Park, in dem die Studenten bei sommerlichem Wetter auf der Wiese sitzen, miteinander diskutieren, in ihren Unterlagen blättern oder die vielen schwarzen Eichhörnchen füttern, die diesen Park und seine hohen Bäume bevölkern und sich gar nicht zieren, an den Lunchpaketen der jungen Leute mitzunaschen. Bei meinem Weg durch den Park beobachtete ich lächelnd die putzigen Tiere, „squirrels" genannt, und irgendwie verhakte sich wohl dieser englische Ausdruck in meinem Gehirn. Jedenfalls saß ich eine Stunde später, schön geschminkt fürs Fernsehen, mit einem Moderator an einem Tisch, alle Kameras auf mich gerichtet, und sprach über die Probleme der Familien in unserer postmodernen Zeit. „Die Familien haben heutzutage so viele ‚quarrels' (Streitigkeiten) …" – wollte ich sagen, aber was sagte ich? „Sie haben so viele ‚squirrels'", sagte ich, zumal beide Ausdrücke phonetisch ähnlich klingen. Ich bemerkte meinen Irrtum nicht, und auch der Moderator zuckte mit keiner Wimper. Völlig ernst ließ er sich von mir erläutern, was vorbeugend dagegen helfen könne.

Nach Aufnahmeschluss beglückwünschte mich der Rektor der Universität zu den lehrreichen Ausführungen und fragte dann ganz unschuldig, ob es denn wirklich wahr sei, dass in Deutschland so viele Familien „squirrels" – Eichhörnchen hätten? Meinen Schrecken kann man sich sicher vorstellen!

Südamerika

Im Jahr 1994 wurde ich eingeladen, an der Universität von Mendoza Vorlesungen zu halten. Mendoza ist eine relativ abgelegene „Wüstenstadt" am Fuße der Kordilleren, an der Grenze nach Chile. Ich hatte zuvor schon Erfahrungen mit den Universitäten von Buenos Aires/Argentinien und Porto Alegre/Brasilien gesammelt und wusste, dass das Franklsche Gedankengut dort zur Pflichtausbildung für angehende Mediziner gehört und hinlänglich bekannt ist. Doch in Mendoza erwartete ich keinen hohen Kenntnisstand. Die Stadt schien mir wie aus einem Cowboyfilm zu stammen, mit niedrigen Häusern, Rinnen neben den Gehsteigen zwecks künstlicher Bewässerung und zahlreichem Vieh, das durch die Straßen getrieben wurde. Also bestieg ich mutig das Podium der Aula und begann, etwas über die Grundlagen der Logotherapie zu erzählen. Nicht lange, denn bald wurde ich unterbrochen. „Das wissen wir schon!", riefen die Studenten und ihre Professoren. Ich machte einen neuerlichen Anlauf. „Das wissen wir auch schon", klang es im Chor. Zu meiner größten Überraschung hatte ich alle Mühe, den mir lauschenden Zuhörern einen halbwegs neuen Gedankengang zu offerieren. Ja, ich traf dort Experten, die Frankls spanische Bücher seitenweise auswendig zitieren konnten.

Das hätte ich mir in Deutschland gewünscht! Nun, es wurde trotzdem ein unvergessliches Erlebnis. Ich schaltete von der vorbereiteten Theorie auf die Praxis um und berichtete aus dem Stehgreif von meinen schönsten Fallgeschichten. Die Zuhörermenge stürmte das Podium, hockte sich zu meinen Füßen, hinter meinen Rücken, blockierte meine Arme und hing an meinen Lippen. Es wurde Mitternacht, und ich wurde erst entlassen, als mein Übersetzer total groggy war.

Was meinen Auftritt in Porto Alegre betrifft, so gibt es ebenfalls eine lustige Geschichte, die, wie solche

Vorkommnisse zu sein pflegen, erst im Nachhinein lustig ist. Ich hielt eine Festrede zum Thema „existenzielles Vakuum". Hinter mir am Podium saßen mehrere hochrangige Professoren sowie eine Ministerin der Abteilung „Familie und Bildung". Vor mir wogte die Menge der Zuhörer. Plötzlich bemerkte ich mitten in meinen Ausführungen, wie ein leises Raunen durch die Zuhörermenge ging, gefolgt von unterdrücktem Kichern. Ich verstand das nicht, denn ich erläuterte gerade eine spezielle Depressionsform, nämlich die „noogene Depression", die auf Gleichgültigkeit, Überdruss und Leeregefühle zurückgeht und sich in den Industrieländern beängstigend ausbreitet, sogar unter Jugendlichen. Ich umriss das Phänomen der „No-future-generation", der Nullbock-Mentalität etc. – aber ich blickte dabei in lachende Gesichter, auf Leute, die sich gegenseitig mit den Ellbogen anstießen und sich hinter vorgehaltenen Händen bestens amüsierten. Das irritierte mich gewaltig. Es blockierte mich derart, dass ich nicht den Mut aufbrachte, zu unterbrechen und einfach zu fragen, was los sei. „Hat sich mein Kleid verschoben?", dachte ich entsetzt; „schaut meine Unterwäsche hervor?" „Ist sonst etwas nicht in Ordnung mit mir?" Mühsam brachte ich meinen Vortrag zu Ende.

Dann klärte sich das Rätsel auf. Die Ministerin war während meiner Rede eingeschlafen. Nicht, weil meine Rede langweilig gewesen wäre, wie sie später mehrmals beteuerte, sondern weil sie erst in den frühen Morgenstunden angereist und nachts zuvor kein Auge zugetan hatte. Beim Einschlafen war ihr Kopf auf den Tisch gesunken, sie hatte ihn wieder gehoben, er war erneut auf den Tisch gesunken usw. Dabei war ihr ein Ohrclip weggerollt, sie hatte danach getastet, ihn provisorisch wieder befestigt, er war ein zweites Mal weggerollt usw. Alles sehr zur Gaudi der zuschauenden Menge, die sie genüsslich beobachtete. Da sich das ganze Spektakel hinter meinem Rücken abgespielt hatte, hatte ich von diesen Vorgängen nichts mitbekommen – außer der völlig unpassend vergnügten Zuhörermenge. Na, dieses Erlebnis hatte mich noch eine Weile in den Klauen.

Dafür entschädigte mich ein Seminar für Familientherapeuten, das ich in der Woche darauf hielt. Ich weihte sie in die von mir konzipierte „sinnzentrierte Familientherapie" ein, mit der sich relativ rasche Erfolge erzielen lassen. Es handelt sich dabei um ein spezifisch logotherapeutisches Verfahren zur Reduktion von „Ehekrächen", für dessen Entwicklung mir die Santa Clara Universität in Kalifornien eine Ehrenmedaille für „outstanding contributions in counseling psychology to the world community" überreicht hatte.

Doch einige Damen und Herren im Seminar waren skeptisch. Da meldete sich ein Psychiater, der mit seiner Frau daran teilnahm, und bot sich und seine Frau als „Versuchskaninchen" an. Sie hätten ständig Streit an den Wochenenden, weil er sich unerledigte Schreibarbeiten mit nach Hause nahm, während seine Frau gemeinsame Aktivitäten mit ihm wünschte. Gern setzte ich beide in die Mitte des Teilnehmerkreises und übte sie im Erbringen „finaler Vorleistungen" (einem Teilaspekt des Verfahrens) ein. Der Zufall wollte es, dass just ein Wochenende vor der Tür stand.

Am Montag erschien das Ehepaar beschwingt zum Seminar. So ein harmonisches Wochenende hätten sie schon lange nicht mehr verbracht, erklärten sie. Die Frau hatte ihrem Mann den ganzen Samstagnachmittag zum „Schreiben" geschenkt, ohne Gezeter und Vorwürfe. Sie hatte in dieser Zeit gebadet und eine Freundin besucht. Der Mann hatte seine Frau am Sonntagmittag in ein Restaurant eingeladen und anschließend mit ihr eine kleine Radtour ins Grüne unternommen, inklusive romantischer Rast in einem lauschigen Winkel abseits der Straße. Beide hatten begriffen, dass man einander nichts abfordern oder aufzwingen soll, dass man überhaupt nichts vom anderen erwarten soll, stattdessen aber dem anderen freiwillig ein Schrittchen entgegenkommen soll, wo dies nur möglich ist, um es dem anderen in der Gemeinsamkeit ein bisschen leichter und gemütlicher zu machen. Die Skeptiker im Seminar staunten. Sie waren mit einem Schlage bekehrt.

Erschütternde Abschiede

Ein unvergessliches Weihnachtsfest[56]

Meinem Mann und mir ist im vorgerückten Alter von 52 Jahren noch eine Tochter beschert worden. Offiziell ist sie „nur" unsere Adoptivtochter, aber für uns ist sie – genau wie unser Sohn Walter – unser geliebtes (erwachsenes) Kind.

Auf merkwürdig verschlungenen Wegen haben wir Milagros, die aus den Philippinen stammt, bei meiner Lehrtätigkeit in Sizilien kennengelernt. Wir durften ihr in großer Not beistehen; danach flog sie in ihr Heimatland zurück. Wir blieben miteinander in Briefkontakt. Mit der Zeit aber wurde der Ton ihrer Briefe immer sorgenvoller. In ihrer kinderreichen Herkunftsfamilie hatte niemand ein regelmäßiges Einkommen, und alle darbten. Ob wir vielleicht hier in Europa Arbeit für sie hätten?

Wir luden Milagros per Ticket und einem dreimonatigen Besuchervisum zu uns ein, und daraus entstand – wiederum auf höchst verschlungenen Wegen – eine Adoption mit ständiger Aufenthaltsgenehmigung in Europa. Die junge Frau gewann ein Leben

56 Elisabeth Lukas, in: „Meine Weihnachtserinnerungen", hrsg. von Adele Wieland, Quell, Gütersloh 2000, Seite 53–62.

in bisher ungekanntem Wohlbehagen, ihre Familie gewann finanzielle Unterstützung, und wir gewannen eine Tochter.

Es ist seltsam genug, dass wir erst spät von der Existenz Giovannes erfuhren, dem unehelichen, behinderten Sohn unserer Tochter. Auf den Philippinen herrschen andere Verhältnisse als bei uns. Manche Kinder werden geboren, betteln oder wühlen auf den Müllhalden nach irgendwelchen brauchbaren Gütern …, verhungern und werden im Sand begraben, ohne dass der Staat von ihnen weiß. Sie sind nicht „registriert", besitzen keine Geburtsurkunde, sind theoretisch gar nicht da und können deshalb auch in keiner Schule eingeschrieben werden. Bittere Armut begleitet sie von ihrer Geburt bis zum Tod. Exakt so ein Kind war Giovanne: mit einer Gaumen-Lippen-Spalte geboren, bereits als „tot" in den Abfalleimer gelegt, mitleidig noch einmal herausgeholt, weil er leise gewimmert hatte, und mit Reiswasser (statt Milch, die dort sehr teuer ist) aufgezogen. Ein nicht registriertes Kind, dem beim Trinken die meiste Flüssigkeit bei der Nase wieder herausrann, sprachbehindert und ohne Chance auf eine normale, gesunde Entwicklung. Plötzlich jedoch, mit der Stunde, in der unsere Tochter von ihm zu erzählen begann, war er – *unser Enkelsohn*.

Wie es in solchen Fällen geschieht, waren wir schnell kundig in Sachen „Gaumen-Lippen-Spalte" und erfuhren, dass es nicht rosig aussah. Derlei Defekte gehören im frühesten Kindesalter behoben, und Giovanne war bereits sieben Jahre alt. Er wohnte beim 73-jährigen Vater unserer Tochter, der sich händisch auf einem winzigen Reisfeld im Zentrum einer südlichen Tropeninsel der Philippinen abplagte, ohne Altersvorsorge und weitab von Schulen, Ärzten oder sonstigen Fördermöglichkeiten für das Kind. Also ließen wir uns etwas einfallen, und am Ende eines abenteuerlichen Pilotprojekts, das mein Mann und ich initiierten, stand ein vorzeigbares Ergebnis: Rund 200 Kinder, die mit ähnlichen Handikaps auf derselben Insel lebten – offenbar handelte es sich um ein genetisches Problem –, wurden gemeinsam mit unserem Enkelsohn von einem deutschen „Interplast"-Ärzteteam (Verein für plastisch-chirurgische Hilfe in Entwicklungsländern und Krisengebieten) operiert. Giovanne erhielt einen neuen Gaumen und sein Großvater erhielt – mangels Maschinen – einen Wasserbüffel, der ihm die bäuerliche Arbeit wesentlich erleichterte.

Was hat das alles mit Weihnachten zu tun? Noch nichts, aber unser schönstes Weihnachtsfest ist nur auf dem Hintergrund dieser Vorgeschichte zu verstehen. Denn es kam zu einer dramatischen Fortsetzung. Circa ein Jahr nach der Operation erhielten wir über unsere Tochter die Nachricht, dass unser Enkelsohn das Gehör verloren hatte. Eine sofortige Rücksprache mit dem deutschen Operateur aus dem seinerzeitigen philippinischen „Interplast"-Ärzteeinsatz informierte uns darüber, dass sich im Zusammenhang mit Gaumen-Lippen-Spalten häufig die Gehörgänge verschließen und dann einzig mithilfe implantierter „Paukenröhrchen" offengehalten werden können. Die entsprechende Behandlung setze allerdings immobile Apparaturen voraus, die es auf den Philippinen nicht gab. Jetzt nützte alles nichts, wir mussten unser Enkelkind holen. Das Schicksal eines taubstummen Betteljungen, der sich später für ein paar Pesos prostituieren muss, wollten wir ihm doch ersparen. Aber man hole ein Kind, das noch nie vom großväterlichen Reisfeld weg gewesen ist, ein Kind ohne Geburtsurkunde, geschweige denn Pass, aus einem Entwicklungsland! Noch dazu ein Kind, das weder deutsche noch englische Worte kennt und sowieso nichts hört, egal, was man sagt.

Bewegt man sich im Raum des Ungewöhnlichen, macht man erstaunliche Erfahrungen, vor allem mit Menschen. Manche, auf die man bauen zu können meint, zögern oder ziehen sich zurück. Andere, zum Teil Fremde, reichen einem die Hände. Und der Segen von oben mischt sich auf unbegreifliche Weise darunter. Milagros, von der wir geglaubt hatten, sie würde froh sein, ihren Sohn in Europa begrüßen zu dürfen, zählte zu den „Zurückhaltenden". Sie hat Giovanne als Baby nicht bei sich gehabt, was die Entfremdung zwischen Mutter und Kind erklären mag. Dafür erwies sich der deutsche Botschafter in Manila, mit dem mein Mann stundenlang persönlich verhandelte, als äußerst kooperativ, was nach dem Behördenspektakel, das wir im Zuge der Adoption unserer Tochter durchlitten hatten, einem Wunder glich. Doch er war ein begeisterter Leser meiner Bücher! So reihte sich nicht nur Schwierigkeit an Schwierigkeit, sondern auch Überraschung an Überraschung. Als endlich sämtliche Hürden genommen schienen (von der unumgänglichen Bestechung philippinischer Beamter bis zum umständlichen Transport des Kindes vom Heimatort nach Manila, als just alle philippinischen Inlandflüge aus Geldmangel ausfielen), wäre die Beschaffung der wichtigen Passdokumente fast noch an einem Taxifahrer gescheitert, der im Verkehrschaos von Manila stecken blieb, während der Countdown der Abreise lief. Zu guter Letzt landete mein Mann vier Tage vor Weihnachten 1998, am Vormittag des vierten Adventssonntages, mit einem aufgeweckten, neugierigen und nach 20-stündigem Flug gar nicht müden Giovanne in München.

Es war eine einzigartige Situation. Ich selbst hatte bis Mittag einen Ausbildungskurs in unserem Institut zu leiten, und als ich danach unsere Wohnung betrat, schlief mein Mann, und am Bettrand saß mein kleiner dunkelhäutiger, schwarzäugiger Enkel, den ich noch nie gesehen hatte, der außer „nacktem" Reis noch nie eine andere Speise gekostet hatte und mit dem ich mich lediglich in der Zeichensprache verständigen konnte. Er saß da in dünnen Shorts und Sandalen, seiner gesamten Habe, eingewickelt in eine Decke, und sah schier aus wie die inkarnierte Symbolik des Jesuskindes in der Krippe.

Mein psychologisches Fachwissen tickte in meinem Hirn und suggerierte mir Schauermärchen von einem Schock, den der Kleine eigentlich haben müsste, gehörlos, entwurzelt, umgeben von unbekannten Personen und mysteriösen Dingen, kurz, allem entrissen, was ihm jemals vertraut gewesen ist. Begriffe wie „Albträume“, „Posttraumatisches Psychosyndrom“, „Heimweh“ oder „Panikattacken“ durchwogten meinen Sinn. Kaum wagte ich es, das Kind zu streicheln. Doch Giovanne bewies eine Robustheit, um die ihn unsere nicht selten verweichlichte und verwöhnte Kindergeneration nur beneiden könnte. Er nahm sofort Kontakt zu mir auf, inspizierte unsere Wohnung voller Interesse, amüsierte sich königlich über „Spielereien“ wie Lichtschalter oder Toilettenspülung, verspeiste Gulaschsuppe und Himbeerpudding mit sichtlichem Vergnügen und lernte in Blitzeseile, Schuhbänder zu binden oder Anorakkapuzen über den Kopf zu stülpen. Absolutes Highlight seiner Neuentdeckungen aber war der Schnee auf unserer Terrasse. „Ice, ice“ schrie er jauchzend und wühlte darin, bis er merkte, dass das weiße Pulver auf die Dauer kalt ist, und wir ihm zeigten, dass sich rote Fingerchen am Heizkörper aufwärmen lassen. Als Giovanne abends in einen wohligen Flanellpyjama gehüllt und mit einem lustigen Teddybären im Arm einschlief, wirkte er wie ein Knabe im Paradies, und ich warf meine psychologischen Bedenken in hohem Bogen über Bord.

Tags darauf – drei Tage vor Weihnachten – stieß unsere Tochter zu uns. Mein Mann fuhr die beiden in die Klinik, wo sie angemeldet waren und auch ein Zimmer für die Begleitperson bereitstand. Giovanne genoss jede Sekunde der Autofahrt. Er beobachtete die Lastwagen, hüpfte bei Tunnels und Brücken vor prickelnder Aufregung, „assistierte“ beim Tanken und übersprang, wenn man so sagen will, eine jahrhundertelange Zivilisationsgeschichte in wenigen Stunden. Die nächsten zwei Tage waren schmerzlich für ihn, aber er hielt sich tapfer. Es gab Komplikationen aufgrund von Narben im Trommelfell (von denen die Ärzte vermuteten, sie rührten von Schlägen her) …

Ich wartete zu Hause auf meine Lieben und hoffte auf ein positives Gelingen des Eingriffs. Niemand wusste, ob das Gehör des Kindes zu retten war. Endlich war es so weit: Am 24. Dezember öffnete sich die Türe, und mein Enkel stürmte herein, mit Wattebäuschen in den Ohren. Ein Blick auf die Gesichter meines Mannes und meiner Tochter ließ mich aufatmen. Langsam sank ich in die Knie, tippte unserem kleinen Gast auf die Brust und sagte leise zu ihm: „Hallo, Giovanne!", da lachte er und nickte. Er hatte seine Identität *hörbar* wiedergefunden.

Es wurde unser schönstes Weihnachtsfest. Unser Sohn kam von auswärts angereist, ein Festessen stand auf dem Tisch, die Kerzen funkelten, die Geschenke lagen unter dem geschmückten Baum und rundum duftete es nach Himmelsgabe. Ich setzte mich ans Klavier und spielte die alten Weisen der besonderen Zeit, allen voran „Stille Nacht, heilige Nacht". Es war das erste Lied, das ein mittelloser Junge vom anderen Ende der Erde nach einer qualvoll langen Einmauerung im Lautlosen vernahm. Wahrhaftig, welch eine geheiligte Nacht!

Ich erinnere mich, dass nicht einmal die „Bescherung" die Atmosphäre zu entzaubern vermochte. Freilich lenkte das fernsteuerbare Auto, das Giovanne aus dem Geschenkkarton zog, seine konzentrierte Aufmerksamkeit auf sich; freilich faszinierten ihn die Bauteile eines Lego-Hubschraubers oder die Kartonstückchen eines Puzzlespiels – dennoch fischte er zwischendurch immer wieder ein Glöckchen aus den Zweigen des Baumes und hielt es lauschend ans Ohr. Was sind bemaltes Blech und bunte Kunststoffdinge gegenüber Gesundheit? Es klang und sang und echote in seinem Inneren …

Wie es weitergegangen ist? Nun, es bedurfte noch vieler Untersuchungen und zweier stationärer Operationen im Januar und März des neuen Jahres, bis das Gehör des Kindes konsolidiert war. Freunde und Bekannte halfen uns rührend mit geliehener Kinderkleidung aus. Manche Ärzte schraubten ihre Honorarforderungen herab, weil ja keine Krankenkasse die Kosten deckte. Am Wochenende nahm unser Sohn Walter Giovanne auf leichte Wandertouren mit und erschloss ihm das Reich der Ski- und Rodelfahrten, der Gipfelkreuze und Alpenromantik. Jedem von ihnen sei aufrichtig gedankt.

Zum Schluss entließen uns die Ärzte mit der dringenden Mahnung, dass die eingepflanzten „Paukenröhrchen" regelmäßig kontrolliert werden müssten, dass sie eitrige Entzündungen verursachen oder herausfallen könnten bzw. mit fortschreitendem Alter des Kindes auszutauschen sein würden. Zurate gezogene Lehrer versicherten uns, dass der (keineswegs dumme) Bub, der mit seinen mittlerweile neun Jahren nicht einmal seinen eigenen Namen schreiben konnte, eine Sonderbeschulung mit logopädischem Schwerpunkt benötigte. Es dämmerte uns bald, dass dergleichen in der Hütte des alternden philippinischen Reisbauern nicht zu organisieren war. Wir erkundigten uns bei unserem Anwalt nach der Rechtslage und siehe da: Die Signale standen auf Grün. Das Gesetz erlaubte es ausländischen Müttern mit Bleiberecht, ihre minderjährigen Kinder nachkommen zu lassen, wenn Inländer (in diesem Falle wir) für deren Unterhalt garantierten.

Wir übermittelten unserer Tochter die freudige Botschaft: „Du darfst deinen Sohn bei dir behalten. Er ist hier glücklich und wird angemessen gefördert. Weil du im Unterschied zu uns nicht berufstätig bist, müsstest du dich um ihn kümmern, aber wir werden euch beide in jeder Hinsicht unterstützen …" Milagros schüttelte den Kopf. Sie, die das alleinige Sorgerecht für ihn hatte (und sehr gerne in Europa weilte), bestimmte unumstößlich Giovannes Rückkehr auf die Philippinen. Wer kennt schon die wahren Beweggründe eines Menschen? Der Abschied verlief nicht ohne Tränen.

Seither war wieder Weihnachten, und es werden andere folgen. Im Urwald der Tropeninsel, wo Giovanne wohnt, gibt es kein Telefon und keine Adressen. Wir können ihm kein Päckchen schicken, keinen Gruß von „Oma" und „Opa" aus Deutschland. Seine dortige Verwandtschaft, für die er mehrere Hundert Dollar, unter seinem Hemd versteckt, mitgebracht hat, schweigt. Vielleicht besucht er eine elementare Schule, vielleicht auch nicht. Vielleicht kann er noch hören, vielleicht schon nicht mehr. Vielleicht wendet sich trotzdem alles zum Guten – Gott schreibt auch auf krummen Zeilen gerade. Ebenso ist es möglich, dass die Fülle unserer Bemühungen vergebens war. Das ist das Leben mit seinen Unwägbarkeiten. Aber eines kann unserer Familie nie mehr verloren gehen: unser schönstes Weihnachtsfest. Nie mehr kann ungeschehen gemacht werden: das Leuchten der Kinderaugen bei der einst selig vernommenen Melodie von „Stille Nacht, heilige Nacht" unter unserem Weihnachtsbaum.

In der buchstäblich „stillen Nacht", in der unser Enkelsohn (für uns) verschollen ist, sei ihm unsere innige Liebe ein allzeit behütender Stern.

Die an den Tod verlorene Möglichkeit[57]

Beginnen wir mit einem Gleichnis. Das Leben sei verglichen mit einem Fluss, der von der Quelle: dem „Reich des Möglichen" (unserer Zukunft) zur Mündung: dem „Reich des Wirklichen" (unserer Vergangenheit) fließt. Aus der Quelle sprudeln sämtliche Möglichkeiten, die das Leben einem Menschen jeweils anbietet. Die Wirklichkeit ist das Meer, in das der Fluss einmündet. Dort hinein, ins Meer der Wirklichkeit, bringt der Mensch die von ihm ausgesuchten und verwirklichten Möglichkeiten ein. Darunter (leider nicht nur, aber auch) die schönen und prachtvollen Möglichkeiten, die er verwirklicht hat, die Sinnge-

57 Elisabeth Lukas, „Auf den Stufen des Lebens", Quell, Gütersloh 2001, Seite 124f.

halte seines Lebens, die Essenz seines Mühens und Schaffens, dasjenige, wofür er in der Summe gelebt hat. Freilich hat er nicht jede Sinnmöglichkeit, die ihm jemals angeboten worden ist, wahrgenommen. Manche Sinnmöglichkeiten vergehen ungenützt, sie „stranden unterwegs" und kommen nie im Meer der Wirklichkeit an – was aber ankommt, ist unvergänglich, denn aus der Wirklichkeit kann nichts mehr herausgefischt werden.

Es ist schon ein ungeheurer Gedanke, dass der Strom der Zeit von der Zukunft in die Vergangenheit fließt (und nicht umgekehrt!), aber noch viel gewaltiger ist der Gedanke, dass uns der Tod zwar von allen Möglichkeiten der Zukunft sowie von unserer Gegenwart mit einem Schlage abschneiden kann, dass jedoch die verwirklichten Inhalte in unserer Vergangenheit *von ihm unangetastet* bleiben, weil sie – eben in ihrem Bereits-vergangen-Sein – vor der Vergänglichkeit „gerettet" sind.

Ergänzende Worte

Die im obigen Textausschnitt angedeutete Sichtweise, die Frankl in seinem sogenannten „Optimismus der Vergangenheit" hochphilosophisch ausgearbeitet hat, pflegte ich meinen Schülern mit einem dringlichen Appell ans Herz zu legen. Ich sagte ihnen, dass genau genommen jede unserer Möglichkeiten, die wir gegenwärtig begreifen und erschauen, im Rachen des Todes sitzt. Er kann sie jederzeit schlucken. Bezüglich gewisser Möglichkeiten ist das allerdings nur gut. Ich habe zum Beispiel die Möglichkeit, meinen alten Nachbarn zu beschimpfen. Ich habe die Möglichkeit, mich mit einem Messer in den Arm zu schneiden, usf. Wenn ich diese Möglichkeiten niemals verwirkliche, wird es eines Tages meinen alten Nachbarn nicht mehr geben, und einmal werde ich nicht mehr die Kraft haben, etwas zu schneiden. Dann werden diese Möglichkeiten unrealisiert vergangen sein, zu nichts geworden sein, das heißt der Tod wird sie geschluckt haben. Prima! Im Gegensatz dazu wäre es aber um gewisse glorreiche Möglichkeiten sehr schade, wenn sie unrealisiert vergingen und nicht ins Sein gelangen würden. Denn eine Möglichkeit vergeht automatisch, wenn sie nicht „dem Tod aus dem Rachen gezogen wird", und das heißt, wenn sie nicht verwirklicht wird. Ist sie aber in einer gegenwärtigen Stunde dem Tod aus dem Rachen gezogen worden, dann ist sie es ein für alle Mal. Sie ist wahr geworden, hat sich in ein Stück Wirklichkeit verwandelt, das zu meinem Leben und meiner Lebensgeschichte unabdingbar dazugehört. Habe ich zum Beispiel mit meinem alten Nachbarn freundliche Gespräche geführt, kann der Tod diese nicht ungeschehen machen, der Tod des Nachbarn nicht und mein eigener nicht. Habe ich meinen Körper achtsam behandelt, kann der Tod keine Selbstschädigung daraus tricksen, auch nicht in Tausend oder Millionen Jahren. Zu all dem (aber nur zu dem), was in einem Aufwand der Verwirklichung seinen Zähnen entrissen worden ist, hat der Tod keinen Zugriff mehr, denn es geht ein in die „ewige Wahrheit". Um meine Studenten zu warnen, verwirklichungswürdige Möglichkeiten nicht lange vor sich herzuschieben, weil diese – noch unverwirklicht – ständig dem potenziellen Zugriff des Todes ausgesetzt sind, gestand ich ihnen einst ein Versäumnis meinerseits.

Fast jedes meiner frühen Bücher ist einer für mich bedeutsamen Person gewidmet. Als das Buch „Weisheit als Medizin" im Entstehen war, widmete ich es meinen Grazer Schwiegereltern, mit denen mein Mann und ich trotz der räumlichen Entfernung stets ein unkompliziertes und inniges Verhältnis gehabt haben. Im Januar 1995 erhielt ich die Druckfahnen zum Korrekturlesen des Buches. Ich will mich nicht darauf ausreden, dass ich gerade in einem zeitlichen Engpass steckte, denn Sorgfalt ist immer wichtig. Jedenfalls übersah ich damals, dass meine Widmung in den Druckfahnen vom Verlag vergessen worden war. Ostern rückte heran und das Buch kam auf den Markt. Ein Blitzbesuch in Graz war geplant. Wie gerne hätte ich das neu erschienene Buch den Eltern meines Mannes überreicht, zugleich mit meinem Dank für die liebevolle Fürsorge, die sie meinem Mann in seinen Kindertagen angedeihen haben lassen, und für die freundliche Aufnahme von mir und Walter, als wir beide in sein Leben traten. Ich bin sicher, sie hätten sich geehrt gefühlt. Da aber die Widmung fehlte, nahm ich das Buch gar nicht mit. „Macht nichts, in der nächsten Auflage wird die Übergabe nachgeholt", dachte ich.

Ja, so dachte ich. Im Mai 1995 starb mein Schwiegervater unverhofft, und im Juli folgte ihm meine Schwiegermutter aufgrund eines Herzversagens nach. Diese glanzvolle Möglichkeit, meinen Schwiegereltern noch eine Freude zu bereiten, hat mir der Tod entrissen. *Mea culpa* – ich habe sie ihm nicht rechtzeitig aus dem Rachen gezogen. Bedrückt flogen mein Mann und ich direkt vom Begräbnis seiner Mutter nach Texas, wo ich Seminare zu halten hatte (die man wegen des Begräbnisses extra um eine Woche verschoben hatte). Zur natürlichen Trauer um zwei wunderbare Menschen gesellte sich bei mir eine große Wehmut über das Widmungsmissgeschick.

Diese Erfahrung hat mich noch sensibler gemacht für den „Sinn des Augenblicks". Möglichkeiten, die von einem besonderen Glanz umgeben sind, dürfen nicht auf Warteposition deponiert werden. Nie können wir sicher sein, dass sie uns im Angebot des Lebens verbleiben, nie können wir wissen, wann die Zähne des Todes zuschnappen werden. Tröstlich hingegen ist der Gedanke, dass jede realisierte Möglichkeit vor der Vergänglichkeit geschützt und als ein Stück Wirklichkeit in der Vergangenheit aufbewahrt ist. War sie „glänzend", wird sie in alle Ewigkeit „glänzen", und kein Tod kann jemals mehr an ihr rühren.

Drei private „Gewinne" für mein Leben[58]

Als eine der ältesten Schülerinnen des Wiener Psychiaters Viktor E. Frankl bin ich wiederholt gefragt worden, welche persönlichen Anregungen ich

58 Elisabeth Lukas, „Weisheit als Medizin", Quell, Gütersloh ^{2}2001, Seite 160–166.

durch die Begegnung mit ihm erhalten habe. Diese Frage möchte ich pauschal beantworten, indem ich offen erkläre, dass mein gesamtes berufliches Wirken von Frankls Vorbild und Lebenswerk bestimmt worden ist. Kein Arbeitstag war dabei, an dem ich nicht seine Thesen ein Stück weit in die Praxis umgesetzt hätte und an dem ich nicht erneut fasziniert gewesen wäre von ihrer Heilkraft.

Freilich stoßen wir im psychotherapeutischen Alltag an Grenzen. Nicht nur beim jeweiligen Gegenüber, und nicht nur an methodische, sondern auch an eigene im Aushalten, Respektieren, Verstehen und Gegenwärtigsein. Es gibt Patienten, die uns erheblich zu schaffen machen, und es gibt Problemkonstellationen, die uns zur Kapitulation zwingen. Dann erfahren wir das Nicht-(mehr)-helfen-Können wie eine eigene Niederlage. Wenn ich daher von der Heilkraft der Franklschen Thesen spreche, geschieht dies nicht in Überschätzung ihrer Möglichkeiten, sondern in Begeisterung für alles, was mit ihrer Hilfe *trotzdem* noch möglich ist. Und das ist eben erstaunlich viel.

Die Frage, die mir gestellt worden ist, geht aber über die Anwendbarkeit der Franklschen Lehre in meinem Berufsleben hinaus. Sie zielt auf einen eventuellen „privaten Gewinn" ab, den ich in Worte fassen soll. Das zu tun fällt mir schwer, weil ich mir meine Identität ohne Berührung mit der Logotherapie kaum vorstellen kann. Mehr als 30 Jahre (inzwischen sind es mehr als 50 Jahre) geistige Auseinandersetzung mit dem logotherapeutischen Gedankengut haben aus mir eine andere Frau gemacht, als ich sie heute wäre,

wäre ich Frankl nie begegnet. Da ich mich aber als „Frau ohne Logotherapie-Berührung" nicht kenne, kann ich nur erraten, inwiefern ich sozusagen eine weisere oder sinnvitalere Seinsstufe erklommen habe, als es mir ohne Frankl-Einfluss gelungen wäre.

Solcherart ratend möchte ich aus der Fülle des Denkbaren drei „Gewinne" herausgreifen, von denen ich weitgehend sicher bin, dass sie mir auf keinem anderen Wege geschenkt worden sind als durch meinen Lehrer. Es sind die folgenden drei:

1. Ohne seinen Einfluss würde ich weniger friedfertig leben.
2. Ohne seinen Einfluss würde ich weniger intensiv leben.
3. Ohne seinen Einfluss würde ich weniger stressresistent leben.

Dazu ein paar Erläuterungen:

Zu 1: Eine der weltbewegenden Botschaften Frankls lautet: Friede mit den Lebenden und mit den Toten! Darin gründet die magische Anziehungskraft seines Buches „... trotzdem Ja zum Leben sagen"[59], das Millionen Menschen beeindruckt hat. Und zwar keineswegs beeindruckt wegen der Gräuel des Holocaust, die darin ja nicht verschleiert sind, sondern wegen der Stellungnahme eines Betroffenen dazu, in dessen Seele man den Hass einfach nicht hineinpressen

59 Viktor E. Frankl, „... trotzdem Ja zum Leben sagen", Penguin, München 2018.

konnte. „Erwarten Sie kein Wort des Hasses von mir", hat Frankl wiederholt bei öffentlichen Gedenk-Veranstaltungen gesagt.

In seinem Buch „Der Wille zum Sinn" ist über den Hass Grundsätzliches niedergelegt:

„Der Hass ist … intentional gerichtet auf etwas, das ich hasse, und leider auch auf jemanden, den ich hasse (denn sinnvoll ist nur, etwas an ihm zu hassen und nicht ihn selbst: Hasse ich ihn selbst, dann hypostasiere ich das an ihm Hassenswerte, identifiziere ihn mit dem an ihm Hassenswerten und blockiere in ihm die Fähigkeit, es jemals abzustreifen)."[60]

Hier erweist sich Frankl als der großartige Therapeut, der noch im Verletztwerden das Heilwerden seines Verletzers im Auge hat; aber auch als Anwalt des Friedens: In einem Klammersatz (!) steht alles, was man braucht, um Gnade walten zu lassen, wenn es nötig ist.

Die beharrliche Verneinung der Kollektivschuld ist ein weiterer „Friedensakzent" der Logotherapie. Es gibt nur persönliche Schuld; niemand darf verurteilt werden für etwas, das andere getan haben. Und sollte jemand tatsächlich persönlich schuldig geworden sein? „Heldentum kann man nur einem einzigen Menschen abverlangen, und das ist sich selbst" – noch ein markanter Ausspruch Frankls. Übersetzt bedeutet er: Richte und rechte nicht, du weißt nicht, was du dem anderen abverlangen kannst. Du weißt

---

60 Viktor E. Frankl, „Der Wille zum Sinn", hogrefe, Bern [7]2016, Seite 177.

nicht, wie stark oder schwach, klug oder dumm, abhängig oder unabhängig der andere ist. Nur von dir selbst weißt du, was du verlangen kannst, und folglich verlange dein Bestes!

Interessanterweise anerkennt die Logotherapie neben dem Vorhandensein bloßer Schuldgefühle die Existenz echter Schuld als spezifisch humanes Phänomen – und verzichtet dennoch, insbesondere in Bezug auf die Familiengeschichten ihrer Patienten, auf jegliche Schuldzuweisungen. Dadurch erspart sie sich ein unheilvolles Kontingent an verzerrten Interpretationen, wüsten gegenseitigen Anklagen und lähmenden Selbstbejammerungen. Zunehmend zeigt sich heute in neueren Forschungen (zum Beispiel von Paul Watzlawick), wie sehr ihre Zurückhaltung berechtigt ist. Denn was weiß der eine schon vom anderen? Meist zu wenig, um ihn verachten zu dürfen, und meist genug, um ihm vergeben zu sollen.

Für mich haben diese Franklschen Friedensperspektiven eine Dimension von wesentlich besserer Lebensqualität eröffnet. In einem langen Prozess, in dem ich mich ihnen gleichsam entlanggetastet habe, bin ich inzwischen an einem Punkt angelangt, an dem ich ehrlichen Herzens ein Buch von mir mit folgender Widmung ausstatten konnte: „Denjenigen, die mir ein Leid zugefügt haben, denn – nur das Gute soll zählen!"

Zu 2: Wie sehr auch Viktor E. Frankl Versöhnung akzentuiert, mit einem kann er sich gar nicht versöhnen: mit dem „sinnlosen Leben". Oder genauer ausgedrückt: mit dem Leben, das gelebt wird, als wäre es sinnloses Leben. Alle seine Reden gipfeln in dem unermüdlichen, imposanten Drängen, den jeweiligen Sinnanruf der Stunde wahrzunehmen, den Erfordernissen des Augenblicks zu gehorchen, das einem in Exklusivität Aufgegebene zu erfüllen. Immer wieder zitiert er die bekannte Hillel-Frage: „Wenn ich es nicht tue – wer soll es tun?" Immer wieder beschwört er die stets einmalige Lebenssituation, die nie wiederkehrt, mit den in ihr schlummernden Sinnkeimen, Sinnchancen, die verkümmern, wenn sie nicht in ihrer Zeit aufgegriffen werden. Die kreativ-konstruktiven Möglichkeiten auf dem Hintergrund der Wirklichkeit, die jeweils nur von einer einzigen und einzigartigen Person in die Wirklichkeit hineintransferiert werden können und die der Welt fehlen, wenn diese Person es nicht tut.

Sein Drängen könnte bei den Zuhörern Widerstand und Abwehrhaltung erzeugen, wenn sie sich zu sehr „bedroht" fühlen, aber das geschieht selten. Obwohl ohne Zweifel eine Drohung mit den Franklschen Argumenten verbunden ist, nämlich das drohende Lebensversäumnis. „Es ist etwas Furchtbares um die Verantwortung des Menschen – doch zugleich etwas Herrliches!", schrieb Frankl in seinem Buch „Ärztliche Seelsorge":

„Furchtbar ist es: zu wissen, dass ich in jedem Augenblick die Verantwortung trage für den nächsten; dass jede Entscheidung, die kleinste wie die größte, eine Entscheidung ist ‚für alle Ewigkeit'; dass ich in jedem Augenblick eine Möglichkeit, die Möglichkeit eben des einen Augenblicks, verwirkliche oder verwirke ..."[61]

Die Drohung des Verwirkens von Sinn ist ernst gemeint. Aber vielleicht ist dieser Ernst der Sache, der *menschlichen* Sache (denn nur Menschen stehen in der genannten Entscheidungsverantwortung), deshalb akzeptabel, weil Frankl den Gegenpol mitbeleuchtet: die Herrlichkeit.

„Doch herrlich ist es: zu wissen, dass die Zukunft, meine eigene und mit ihr die Zukunft der Dinge, der Menschen um mich, irgendwie - wenn auch in noch so geringem Maße - abhängig ist von meiner Entscheidung in jedem Augenblick. Was ich durch sie verwirkliche, was ich durch sie ‚in die Welt schaffe', das rette ich in die Wirklichkeit hinein und bewahre es so vor der Vergänglichkeit."

Die Freude an der gelungenen - für immer gelungenen Verwirklichung überstrahlt den Ernst der menschlichen Sache. Diese Freude an der Verwirklichung von Sinnmöglichkeiten, die mir mein eigenes Leben offeriert, ist mein Kräftezufluss geworden. Wobei ich aufpassen musste, aktive und kontemplative „Offerte" ungefähr auszutarieren. Und außerdem noch lernen musste, mit Stunden umzugehen, in denen mein Kräftezufluss gedrosselt fließt. Aber

61 Viktor E. Frankl, „Ärztliche Seelsorge", Seite 78.

bei alledem weiß ich: Ohne die Freude, die ich Frankls Argumentationen verdanke, hätte ich vieles an Sinnmöglichem versäumt.

Zu 3: Bekanntlich hat Hans Selye das allgemeine Adaptationssyndrom als physiologische Reaktion auf Stress entdeckt und beschrieben. Bei anhaltendem Stress endet es mit einer totalen Erschöpfung der körperlichen Ressourcen des gestressten Lebewesens. Seine Untersuchungen wurden später durch entsprechende, wenn auch sehr komplexe Parallelen im psychischen Bereich ergänzt. Dabei kam es zu einer ziemlich einheitlichen Auffassung darüber, was die stärksten – und gefährlichsten – psychischen Stressoren sind: Es sind die Ohnmachtgefühle eines Menschen, der in irgendeine missliche Lage geraten ist und sich für absolut unfähig hält, diese seine Lage zu verbessern. Ob die pessimistische Einschätzung des Betreffenden dabei realistisch oder unrealistisch ist, spielt keine Rolle; die negative Einschätzung allein genügt zu dessen völliger körperlicher und psychischer Dekompensation.

Dass solche Ohnmachtsgefühle bei realen Tragödien auftreten, wie etwa dem Verlust von Angehörigen oder dem Ausbruch unheilbarer Krankheiten, ist verständlich. Häufig treten sie aber auch im Sog von erlernter Hilflosigkeit, schwachem Selbstvertrauen, Depressivität etc. auf, was thematisch zur Problematik neurotischer Störungen überleitet. Ferner ist klar, dass sie sich schnell bei Zeitdruck einstellen, nämlich unter dem Aspekt, dass sich der „Gehetzte" ohnmächtig fühlt, alles (scheinbar) Dringliche gleichzeitig zu erledigen, was wiederum zur „Managerkrankheit" überleitet. Doch will ich hier keine Pathologien diskutieren.

Mir geht es um Folgendes: Auf dem Boden der Franklschen Dialektik von Schicksal und Freiheit fällt der „Urgrund" für Ohnmachtsgefühle praktisch weg. Zwar ist der Mensch nach wie vor - und jederzeit und immer wieder - mit unabänderlichen Schicksalsfaktoren konfrontiert, darunter mit äußerst belastenden. Aber es verbleibt ihm, solange er bei Bewusstsein ist, ein Rest an geistiger Freiheit, und wenn es nur die Freiheit ist, die innere Einstellung zum Unabänderlichen zu ändern und dadurch - sich selbst zu ändern.

Nicht umsonst brachte Frankl das schöne Gleichnis von den Bäumen, die so dicht im Walde stehen, dass sie kein Licht mehr bekommen, und die daraufhin ihre Wurzeln tief in die Erde hinabsenken, um sich über der Erde zur höchsten Höhe emporstrecken zu können. Auch der leidgeprüfte Mensch kann sich - bei tiefen Wurzeln - zu seiner höchsten Höhe aufschwingen, zur Verwirklichung von sogenannten „Einstellungswerten", zur Transformation seines Leides in eine menschliche Leistung und in einen inneren Triumph über sich selbst ... Ein letzter Rest an Freiheit bleibt, und damit an Entscheidungsmacht! Selbst der in eine schlimme Katastrophe Verwickelte ist nicht ganz „ohn(e) Macht"! Die Auslotung letzter Freiräume und ihr Aufzeigen an vielen repräsentativen Beispielen zählen wahrhaftig zu den wichtigsten Verdiensten Frankls.

In Kombination mit den Ergebnissen der jahrzehntelangen Stressforschung lässt sich mithin feststellen, dass die klare Trennung von Schicksal und Freiheit, wie sie im logotherapeutischen Denken verankert ist, Stressresistenz gewährt. Der Mensch erlebt sich nicht im Bilde des Ohnmächtigen. Er erlebt sich im Bilde des Antwortenden - auf Schicksalsfragen, und des Stellungnehmenden - zu Schicksalsfügungen. Es gibt sogar im Unglück ein unbedingt „Seines", von ihm zu suchen, zu wählen, zu gestalten …, das noch glücken kann.

Das hat mir in meinem Leben ungemein geholfen. Nicht nur angesichts der Sorgen, die jedes Leben und so auch meines überschatten. Es hat mir vor allem geholfen, dem Druck zahlreicher Verpflichtungen und eines ständig vollen Terminkalenders standzuhalten. Wenn es mir zu viel wurde, griff ich auf letzte Freiräume zurück und wählte - heilsame Stille. Ohne Frankl hätte ich schon manches Mal geglaubt, keine Wahl mehr zu haben.

Ein Beispiel für Minimalfreiräume[62]

Sogar in winzigen Freiräumen keimen neue Chancen, wie Frankl nicht müde wurde, zu betonen. Hier ein eindrucksvolles Beispiel:

Bei einer Tagung berichtete mir eine ehemalige Lehrerin von einem Unfall. Sie und ihr Mann enga-

62 Elisabeth Lukas, „Viktor E. Frankl, Arzt und Philosoph", Profil, München 2005, Seite 49f.

gieren sich seit ihrer Pensionierung in einem ehrenamtlichen Sozialprojekt. Sie fahren in regelmäßigen Abständen nach Rumänien, um dort Jugendliche in der deutschen Sprache zu unterrichten. Nach Absolvierung der Sprachkurse dürfen die Jugendlichen nach Deutschland ausreisen, um einen bestimmten Beruf zu erlernen, in welchem sie später in ihrer Heimat arbeiten können.

Bei solch einer Rumänienfahrt nickte der Mann der Lehrerin, der am Steuer saß, ein und fuhr frontal gegen einen Baum. Er wurde nur leicht verletzt, aber sie erlitt einen Milzriss, ihre Lunge war voller Blut, und sie hatte furchtbare Schmerzen. Im Krankenhaus bat sie die Ärzte, sie sterben zu lassen.

Halb bewusstlos spürte sie, wie sie sanft tiefer und tiefer sank. Sinkend und träumend gedachte sie ihrer Lieben – da schoss ein Gedankenblitz durch ihren Sinn: der Gedanke, dass ihr Mann, sollte sie jetzt sterben, damit würde leben müssen, an dem Unfall, also an ihrem Tod, schuld zu sein. Das Sinken hörte auf, sie schwebte leicht pendelnd im Äther. „Himmel", dachte sie, „das wäre entsetzlich für ihn. Mit dieser Last würde er nicht fertigwerden." Da schaltete sie quasi den Retourgang ein und beschloss: „Nein, jetzt wird nicht gestorben! Später vielleicht, aber nicht jetzt." Sie fühlte, wie sie langsam wieder hochgezogen wurde. Jemand vom Ärzteteam an ihrer Seite sagte: „Na, Gott sei Dank, wir haben sie wieder. Das war knapp!" Dann verlor sie endgültig das Bewusstsein.

Die ehemalige Lehrerin hat die Operation ohne größere Folgeschäden überstanden, und als ich sie auf der Tagung traf, wirkte sie munter und tatendurstig wie eh und je.

Wie ist diese Geschichte zu interpretieren? Nun, es existierte offenbar noch eine Minimalfreiheit bei der schwer verletzten Frau, nämlich die Freiheit, sterben oder leben zu *wollen*. Fast sterbend vermochte sie noch richtig einzuschätzen, wie es ihrem Mann nach ihrem Tod ergehen würde. Und sie war durchdrungen von dem Liebesmotiv, ihm einen großen Seelenkummer zu ersparen. In der Summe: Sie hatte einen profunden Sinn zu leben. Denn *Sinn ist ja nichts anderes als die Möglichkeit, in Freiheit die Wirklichkeit liebevoll zu verändern.*

Doch wie klein war ihre damalige Freiheit im Krankenhaus! Nur ein hauchdünner Spalt zwischen den wuchtigen Schicksalsblöcken, und dennoch war die Freiheit da – für Sekunden, entscheidende Sekunden.

„Frau Doktor, bitte setzen Sie fort …“[63]

Ich habe Viktor E. Frankl 1968 in einer Vorlesung an der Wiener Universität kennen- und schätzen gelernt und daraufhin meine Dissertation zum Abschluss meines Psychologiestudiums über seine Lehre geschrieben. Auch nach meiner Promotion 1972 blieb er mein Coach und Mentor. Im Laufe der Jahre entwickelte sich eine treue Freundschaft zwischen seiner und meiner Familie, obwohl er für mich bis zu

63 Elisabeth Lukas, „Auf dass es dir wohl ergehe“, Seite 204f.

seinem Tod 1997 nie aufhörte, mein verehrter Lehrer zu bleiben.

Da ich (wie erwähnt) von 1986 an ein Wissenschafts- und Ausbildungsinstitut mit psychotherapeutischer Ambulanz in Fürstenfeldbruck bei München leitete, während Frankl in Wien wohnte, sahen wir uns in jener Zeit nur dann, wenn entweder er nach München reiste oder ich meine Heimatstadt Wien besuchte. 1986 war Frankl bereits über 80 Jahre alt und herzkrank. So kam es, dass unsere seltenen Treffen für mich stets im Schatten der Möglichkeit standen, es könnte mein letztes Zusammentreffen mit ihm sein. Klug, wie er war, sah er es genauso. Weder er noch ich sprachen über diese Möglichkeit, aber sie färbte auf eine wundersame Weise unsere Kontakte mit ein. Die Stunden unseres Beisammenseins wurden kaum mehr mit oberflächlichem Geplauder und höflichen Floskeln umrandet. Unsere Gedankenaustausche gewannen an Dichte und Gehalt, wurden noch um eine Nuance offener und aufrichtiger, als sie sowieso immer schon waren. Es verging kein Kontakt mit meinem einstigen Lehrer, bei dem ich nicht an irgendeiner Stelle meinen aufrichtigen Dank für seine überreiche fachliche Mitgift ausgedrückt hätte, von der ich meine ganze berufliche Laufbahn lang profitiert habe. Und es verging kein Kontakt, an dem er mir nicht, irgendwie kaschiert, seinen Segen gab.

Als Frankl im Alter von 92 Jahren starb, waren wir längst bestens voneinander verabschiedet. Der Zufall wollte es, dass ich wenige Wochen vor seinem Tod in Wien weilte und gemeinsam mit ihm eine Vorlesung an derselben Wiener Universität gestaltete, an der ich ihn kennengelernt hatte. Er war blind und ziemlich schwach, aber geistig ungemein rüstig. Nach seinen Ausführungen spendeten ihm die Studenten einen nicht enden wollenden Applaus. Frankl stand auf, verneigte sich, zeigte auf mich und sagte: „Frau Doktor, bitte setzen Sie fort …"

Es waren seine letzten Worte an mich, und auch sie hatten eine unmissverständlich tiefe, über die Aktualität hinausgehende Bedeutung. Mehr als mein halbes Leben lang habe ich mich bemüht, sein Werk *fortzusetzen.*

Höhen und Tiefen meines Alters

Startschuss für den Abstieg vom Gipfel

Im November 2002, just zu meinem 60. Geburtstag, wurde mir „in Würdigung meiner hervorragenden international anerkannten Leistungen auf dem Gebiet einer sinnorientierten humanistischen Psychotherapie" der „Große Preis des Viktor Frankl-Fonds der Stadt Wien" verliehen. Ich hatte schon mehrere Ehrenpreise von nord- und südamerikanischen Universitäten bekommen, aber dieser freute mich besonders, weil er aus meiner Heimatstadt kam. Als ich im Alten Rathaus vor den versammelten Honoratioren am Rednerpult stand, stand ich buchstäblich am Gipfel meiner beruflichen Karriere. Das bedeutete: *Es war Zeit, zu gehen*. Der Gipfel ist eben nicht nur das Ziel des Aufstiegs, sondern gleichzeitig der Startpunkt für den Abstieg, was jeder Bergsteiger weiß.

Otto Zsok, Dozent an unserem Süddeutschen Institut, hatte sich um die Nachfolge als Institutsdirektor beworben, und mein Mann und ich glaubten, ihm unser „Lebenswerk" anvertrauen zu können. Am 31. März 2003 war es so weit. Es wurde ein stiller Abschied. Da seit Wochen keine Patienten mehr einbestellt waren, waren auch keine Mitarbeiter im

Institut. Unsere Buchhalterin kam kurz vorbei, um meinem Mann und mir bei den Endabrechnungen zu helfen. Dann verließ sie uns, und wir holten uns zum letzten Mal einen Becher Kaffee aus dem Automaten in unserem Lehrsaal. Ich ordnete einen Stapel des soeben bei Kösel erschienenen Buches „Für dich. Heilende Geschichten der Liebe" in das Bücherverkaufsregal ein - zur Erinnerung an mich. Wir spazierten noch einmal durch die Räume „unseres" Instituts, in denen wir mit so vielen Menschen Kontakt gehabt hatten und mit so vielen Schicksalen, darunter auch Tragödien, konfrontiert gewesen waren, immer hoffend, sie ein bisschen im Positiven beeinflussen zu können. „Unseres" Instituts, dem wir einen so guten internationalen Ruf erworben hatten. Schließlich legten wir unsere Schlüssel auf den Tisch, gingen bei der Türe hinaus und zogen sie hinter uns zu.

Wir fuhren nach Perchtoldsdorf, einem hübschen Ort am Südrand Wiens, wo wir uns im Sommer zuvor ein Häuschen gebaut hatten, in dem noch die Umzugskartons herumstanden. Es war schon Nacht, als wir ankamen. Während mein Mann auspackte, schlenderte ich durch den Garten und schaute zu dem sternendurchwobenen Firmament empor. Da endlich verflog die Anspannung dieses denkwürdigen Tages; ich atmete tief durch und war bereit, „meinen Karren an einen neuen Stern zu binden" (Ausspruch von Leonardo da Vinci), was mir doch noch das Gefühl einer gelungenen Abschiedsfeier gab.

Die späte Erfüllung eines Lebenstraumes[64]

Jenseits des Plateaus der Lebensmitte wartet die Phase der allmählich frei werdenden Zeit- und Kraftressourcen … Wiederum hat der Mensch die Wahl, darunter zwei attraktive Variationen: Er kann an einer späten „Quasi-Erfüllung" eines Lebenstraumes basteln oder sich mit einer absolut neuen Materie beschäftigen, was beides seinen Reiz und seine Hürde hat.

Die späte „Quasi-Erfüllung"

Der *Reiz* der späten „Quasi-Erfüllung" ist ungemein. Ich habe es selbst ausprobiert und kann es jedermann empfehlen. Da der Leser bereits mit meiner kärglichreichen Kindheit vertraut ist, sei ihm über eine Renaissance schlummernder Wertbezüge aus jenen Tagen, die mir nach fast 45 Jahren (!) möglich wurde, berichtet.

Als ich 16 Jahre alt war, endete nämlich mein geliebter Klavierunterricht, weil ich auf das Wiener Konservatorium hätte wechseln sollen, was für unsere damaligen Verhältnisse unbezahlbar war. Es hätte dennoch nicht das Aus meiner pianistischen Vergnügungen zu sein brauchen, denn nach meiner Matura hätte ich durchaus entscheiden können, zu jobben, um mir ein Klavierstudium zu finanzieren. Ich entschied mich anders, nämlich für ein Psychologie-

64 Elisabeth Lukas, „Dein Leben ist deine Chance", Seite 120–122.

studium, und habe es nie bereut. Mein Klavier verstummte, denn die Herausforderungen des Lebens kamen Schlag auf Schlag (Pflege meiner schwerkranken Mutter, Erziehung meines kleinen Sohnes, Umzug nach Deutschland, Leitung einer Erziehungs- und Familienberatungsstelle, Eröffnung eines Wissenschaftsinstituts, Habilitation, Lehraufträge im In- und Ausland ...).

Als ich knapp über 60 Jahre alt war, stand ich mit „wehenden Fahnen" am Gipfel meiner beruflichen Entwicklung. Vielleicht hätte ich mich auf diesem Gipfelplateau noch eine Weile aufhalten können, aber mich lockte der Abstieg mit seinen faszinierenden Optionen. Ich beendete mein psychotherapeutisches Wirken, verneigte mich in Dankbarkeit vor dem Schöpfer, der mir so viel Gnade gewährt hatte, übergab das Wissenschaftsinstitut einem Nachfolger, kehrte in meine österreichische Heimat zurück und – begann ein privates Klavierstudium. Ich war unendlich glücklich.

Was, wird mancher fragen, ist nun die *Hürde* der „Quasi-Erfüllung" eines Lebenstraumes? Auch das will ich ihm gerne offenbaren. Wenn man sich nach fast 45 Jahren mit steifen und kraftlosen Fingern ans Klavier setzt und in Erinnerung hat, wie flott man einst über die Tasten galoppiert ist, wenn man kaum mehr die Noten lesen kann und weiß, welches Repertoire man einst fehlerlos hat spielen können, dann meldet sich zunächst ein bohrender Schmerz in der Seele. Nun, den kostet es eben. Irgendwie fängt man wieder von vorne an. Man übt nicht nur Klavierstückchen, man übt sich in Bescheidenheit und Demut ein, und das ist bei jedem Genre so … Über diese Hürde muss man springen, wenn man lang schlummernde Wertbezüge reanimieren will, doch jenseits dieser Hürde wohnt ein unbeschreibliches Sinnerlebnis, das den bohrenden Schmerz der Seele hundertfach aufwiegt.

Die Hürde bei der Wiedererweckung schlummernder Wertbezüge ist also die simple Tatsache, dass man am Ende des alten Fadens nicht anknüpfen kann. Insofern ist auch jeder alte Lebenstraum zu aktualisieren und einer Neukreation zuzuführen. Man erwacht sozusagen aus dem Schlaftraum und träumt ihn als Wachtraum *anders* weiter, setzt ihn an die gegenwärtige Situation angepasst fort. Man zupft die Illusionen, die infantilen Eierschalen gleich an ihm kleben, weg, frischt die Gedächtnisspuren, die ihm verhaftet sind, fleißig auf und scheut sich nicht, in die Gefilde unterhalb des eigenen ehemaligen Kompetenzniveaus abzutauchen. Was hat einer, der bereits am Gipfel gestanden hat, denn zu verlieren? Wem muss er noch imponieren, vor wem muss er sich profilieren? Beim Abstieg braucht man sich um Prestigefragen nicht mehr zu kümmern, da darf die reine Freude am Wertbezug dominieren.

Freude – schöner Götterfunken[65]

Kaum jemand macht sich eine richtige Vorstellung davon, was die Freude alles zustande bringt. Es ist sagenhaft. Sie verzaubert die dunkelsten Landschaften der Seele, vergoldet die trübesten Tage des Jahres und steckt an wie ein „Gesundheitsbazillus". Dabei ist sie autark wie kaum ein anderes menschliches Phänomen – als wäre sie in der Tat eine himmlische Gestalt, die uneingefordert und nur aus freien Stücken von Zeit zu Zeit gewisse Erdenbewohner besucht. Nicht Ruhm, nicht Geld, nicht geschickte Bestechungsversuche können sie herbeilocken, wenn sie sich verweigert. Weder Krankheit noch Alter, weder Emigration noch Schicksalsschläge können sie vertreiben, wenn sie sich gewährt. Als Vorbedingung braucht sie außer der Kunst der Selbstüberschreitung kaum noch etwas. Eventuell eine kleine Prise Humor und einen winzigen Schuss an Idealismus. Aber keine rosa Luftschlösser – die braucht sie nicht. Armselige Baracken sind ihr genauso lieb. Sie keimt wie die Margariten im einstigen Minenfeld des Eisernen Vorhangs, die niemand gesät hat und die sich auch keinem Stacheldrahtverhau gebeugt haben. Die Freude ist, wenn sie sich bei einem Menschen ansiedelt, „unbeschädigbar". Und sie umgibt ihn mit einer Aura, als wäre er selbst „unbeschädigbar".

In der psychotherapeutischen Praxis lernt man viele Menschen kennen, denen die Freude fast nie be-

65 Elisabeth Lukas, „Wie Leben gelingen kann", Quell, Gütersloh [4]2000, Seite 59–61.

gegnet ist. Sie sind derart in sich selbst verkrochen und von ihren ständigen Konflikten geblendet, dass sie keinen Anlass zur Freude wahrnehmen. Aus Vorurteilen, Zweifeln und Misstrauen schaffen sie sich ihren eigenen Eisernen Vorhang, der sie von der übrigen Welt trennt, einer Welt, die sie als feindlich erleben. Ihre versteckten oder offenen Aggressionsausbrüche sind ihr Minenfeld, das potenzielle Eindringlinge abschreckt. Auf diese Weise vereinsamen sie, werden zu Sonderlingen. Kommunikation liegt brach. Nächstenliebe schrumpft. Wertefühligkeit verblasst. Der Groll häuft sich an …

Noch könnte die Freude anklopfen und sich schenken, wenn ihr aufgetan würde. Sie käme sogar zwischen dem Stacheldraht hindurch, den die Mitmenschen nicht mehr zu durchdringen vermögen. Sie bräuchte so wenig, aber der Panzer um das Selbst müsste aufgeschlossen werden. Wo findet sich der Schlüssel dazu? Nicht in der Vergangenheit und der Rekonstruktion des eigenen Werdeganges. Da nachgewiesenermaßen bereits das gesunde und erfüllte Menschenleben mehr schwere als leichte und mehr indifferente als angenehme Stunden zählt, ist das von seelischer oder körperlicher Krankheit überschattete Menschenleben zwangsläufig überlastig an Negativerfahrungen. Doch darauf kommt es nicht an. Die Menge ist irrelevant. Der Schlüssel, der den Panzer um das Selbst aufsperren und der Freude Einlass bieten würde, besteht in einem *Vertrauensvorschuss.* „Dir ist Schlechtes widerfahren? Schon möglich“, könnte die therapeutische Botschaft lauten, „und jetzt setze einen Kontrapunkt: *Glaube an das Gute*. Dennoch. Trotzdem. Unbeirrbar. Wider die alten Assoziationen und bösen Erinnerungen. Setze ein Credo dagegen. Merkst du, wie sich der Schlüssel dreht? Wie er allmählich greift, wie sich etwas bewegt? Halte fest an deinem Credo, halte durch! Du spürst einen milden Luftzug? Es wird dir der Brustkorb weit? Ja dann, vielleicht, hat dich ein Hauch der hereinziehenden Freude gestreift ..."

Anmerkung

2007 feierten wir den 65. Geburtstag meines Mannes im Kreis von vier Musikerinnen, die uns mit einem herrlichen Klavier- und Cellokonzert beglückten. In einem ellenlangen Geburtstagsgedicht versicherte ich meinem Mann, wie viel er mir in all den Ehejahren bedeutet hat, und dass unsere Partnerschaft zu den größten Freuden meines ganzen Lebens zählte.

Sieben Jahre später starb er.

Trauer – Wissen um unverlierbar Schönes[66]

Frankl hat in seinen philosophischen Schriften der Vergangenheit einen „Speichercharakter" zugesprochen, insofern, als ja nichts aus ihr entfernt werden kann. Ich zum Beispiel werde kein einziges meiner 44 Ehejahre mehr einbüßen. Sie alle sind mein, ewig mein. Denn auch mit meinem eigenen Tod wer-

66 Elisabeth Lukas, „Das Schicksal waltet - der Mensch gestaltet", Seite 124–128.

den sie nicht aus dem Sein, aus dem Vergangen-Sein, aus der Wahrheit über meinen Mann und mich gestrichen werden; und wenn es keine Inschrift gibt, die dies bezeugt – was soll's? Im Sein ist unsere Ehe gut aufgehoben. Wichtig war doch einzig und allein, dass sie ins Sein *hineingelangt* ist, und das *ist* sie.

Dabei ist nicht nur in der Vergangenheit alles gespeichert. *Jenseits* der Zeit, „dort" (außerhalb jeglicher Örtlichkeit), wo sich mein Mann jetzt „befindet", herrscht notwendigerweise Zeitlosigkeit und in einem damit Unvergänglichkeit. Verfallen kann alles nur *in* der Zeit. Eine Blume kann zu einem bestimmten Zeitpunkt knospen, zu einem anderen Zeitpunkt aufblühen und zu einem weiteren Zeitpunkt verwelken. Ohne Zeitpunkte auf einem Kontinuum kann es weder Geburt noch Tod geben, nur pures Sein – oder nichts. Wenn aber nichts wäre, wie könnte ich dann immer noch eine innige Verbindung mit meinem Mann spüren? Wie könnte unsere Liebe so evident weiterbestehen, dass ich nicht den kleinsten Schatten eines Verblassens an ihr wahrnehmen kann?

Wiederum war es Frankl, der in seiner Gründlichkeit dem Phänomen der zwischenmenschlichen Beziehung nachgeforscht hat. Faktisch handelt es sich lebenslang um eine Beziehung von Geist zu Geist. Als ich früher in meiner Funktion als Dozentin vor meinen Studentinnen und Studenten stand und zu ihnen sprach, was geschah da genau? Ich blickte in ihre Gesichter, in ihre Augen …, doch ich sprach nicht zu ihren Gesichtern oder zu ihren Augen! Ich sprach zu *ihnen*, den geistigen Personen. Ich benützte meine

Lippen, meine Stimmbänder, um ihnen den Lehrstoff zu vermitteln, doch es waren weder meine Lippen noch meine Stimmbänder, die ihnen etwas zu vermitteln suchten, sondern *ich,* ich als geistige Person, wollte dies tun. Unsere Körper, ihre wie meiner, waren nur Vermittler in einem Telekommunikationsprozess, der sich zwischen Personen abspielte, die unsichtbar und ungegenständlich jenseits aller Körperlichkeit angesiedelt waren, immer schon dem Außerhalb von Raum und Zeit angehörend, wenngleich sie sich im Leben räumlich und zeitlich zu äußern vermochten.

Frankl hat dazu den Vergleich mit einem Telefonhörer verwendet. Zwei Menschen telefonieren. Sie sagen Du zueinander. Aber natürlich sagen sie nicht Du zum Hörer. Sie rufen zwar ihr „Du" in den Hörer hinein, doch gemeint ist die (unsichtbare, nicht anwesende) Person am anderen Ende der Leitung. Und diese antwortet. Aber natürlich antwortet nicht der Lautsprecher im Hörer ... Der Tod schlägt uns den Hörer aus der Hand. Dieser zerschellt, kehrt ins Nichts zurück, aus dem er einst erfunden worden ist. Das verunmöglicht den beiden Telefonpartnern den weiteren direkten Kontakt. Trotzdem können sie nach wie vor „Du" zueinander sagen, ihr „Du" hineinrufen in den Äther und werden vielleicht manchmal den Hauch einer Antwort zu vernehmen glauben. Denn der Tod hat nur Zugriff zum Telefonhörer, nicht zur Person ... Was nie Bestandteil der Telefonanlage war, kann nicht mit ihr kaputtgehen. Was immer schon einem überzeitlichen Reich angehört hat, kann in der Zeit nicht zugrunde gehen. Das Sein kann nicht Beute des Nichts werden.

Ich gebe zu, dass wir uns in anspruchsvollen Gefilden der Philosophie bewegen. Sie sind der Boden, auf dem die Versöhnung mit der irdischen Endlichkeit sprießt. Dazu kommen – quasi als „Dünger" – leichter nachvollziehbare Aspekte. Zum Beispiel gibt es im Sterbefall diejenigen, die hinterbleiben. Sie nehmen Lasten auf sich, die sich der Verstorbene erspart. In meinem Fall etwa wäre es meinem Mann ziemlich schwergefallen, ein Alleinleben (nach meinem Tod) zu meistern. Er war an Haushaltsmanagement nicht gewöhnt und eher unbeholfen in praktischen Arrangements. Ich hingegen kann dank meiner Vorgeschichte als Einzelkind ausgezeichnet allein sein, und den Haushalt erledigte ich stets problemlos nebenbei. Auch hätte mein Mann am Zerreißen unserer Zweisamkeit extrem gelitten. Es beruhigt mich zutiefst, dass ich ihm dieses Leid abnehmen kann. Es ist mir um vieles lieber, *ich* weine, als dass *er* weinen müsste (um mich).

Ich glaube, die in Trauerfällen Hinterbliebenen sollten sich öfter überlegen, dass ihre Dahingeschiedenen von all den tristen Nachwehen und Umänderungen verschont sind, die ihnen, den Angehörigen, gerade so sehr zu schaffen machen. In dieser Perspektive tragen sich die Lasten leichter. Und es gibt ja auch noch gute Freunde und Bekannte, die einen beim Tragen ein bisschen unterstützen.

Aus der Warte des „Logos" betrachtet, warten sinnvolle Aufgaben auf uns, solange wir atmen. Von dieser Anforderung des Lebens an uns sind wir nicht dispensiert, wenn der Tod eines lieben Menschen unsere Wege gekreuzt hat. Doch bekommen wir, wie es scheint, eine „Gnadenfrist". Die Natur ist gnädig. Sie verpasst uns im aktuellen Schock eine seelische Starre, die die gröbste Wucht abfedert, wodurch wir uns langsamer mit der Endgültigkeit des Verlustes auseinandersetzen können. Das hilft uns, notwendige Erledigungen zu tätigen und peu à peu in ein gewandeltes Dasein überzutreten. Ich habe allerdings beobachtet, dass es auch eine kritische „Lähmung" gibt, die dazu verlockt, sich von der Welt abzukapseln und wie ein waidkrankes Tier zu verkriechen. Es gibt einen Sog zur Eingangspforte der reaktiven Depression.

Ich bin Wochen nach dem Abschied von meinem Mann durch eine solche Phase der Indifferenz geschlittert und habe mich gewundert, dass mich als erfahrene Therapeutin dergleichen erwischen konnte. Entschlossen gab ich mir einen Ruck und nahm das nächste „Sinnangebot" des Lebens an mich an.

Anmerkung

Das Buch, in dem diese Zeilen erstmals erschienen,[67] war, wie ich damals schrieb, „unter anderem das Ergebnis meines Wunsches, dem Leben nichts von dem schuldig zu bleiben, was noch auf mich warten mag". Inzwischen war ich wieder bereit, das Meinige zu erfüllen – so lange, bis meine Uhr abgelaufen ist.

67 „Das Schicksal waltet – der Mensch gestaltet", Plattform, Perchtoldsdorf [1]2015.

Danksagung mit gefalteten Händen

Rückblickend auf acht Jahrzehnte kann ich gar nicht ermessen, wie reich ich beschenkt worden bin. Mit Freud und Leid; und beides hat die „Symphonie" meines Lebens „volltönig" gemacht. Was wäre das denn auch für eine Musik, die nur aus hohen Tönen bestünde? Die tiefen, dunklen Töne gehören unabdingbar dazu.

Das Happy End aus der Erzählung vom Autounfall unseres Sohnes hat nicht gehalten. Walter ist in jungen Jahren chronisch krank geworden. Aber aus dem von der sterbenden Frau erbetenen „Konto" fließt noch immer ein Segen: Walter ist am Leben; er ist (entgegen diverser Arztprognosen) arbeitsfähig und lebt selbständig in seiner eigenen Wohnung. Ich bin sehr stolz darauf, wie er sein schwieriges Dasein meistert.

Unsere Tochter Milagros ist inzwischen österreichische Staatsbürgerin und war hierzulande voll integriert. Auch sie arbeitete und lebte selbständig in einer eigenen Wohnung, bis sie zum Eintritt ins Rentenalter (und damit finanziell abgesichert) plötzlich beschloss, in ihre philippinische Heimat zurückzukehren. Mit allen guten Wünschen versehen ließ ich sie ziehen.

Ihren Sohn Giovanne haben mein Mann und ich vor Jahren durch eine philippinische Missionsstation suchen lassen, aber er war nicht mehr auffindbar.

Den „Abstieg vom Gipfel" habe ich bewusst langsam vollzogen, wie es sich gehört. (Frankl hat ausdrücklich vor zu schnellen Entlastungen gewarnt, mehr noch als vor zu starken Belastungen!)

Bis 2008 habe ich in der Bildungsstätte „Subiaco" im oberösterreichischen Kremsmünster als Hochschuldozentin des österreichischen ABILE Logotherapie-Ausbildungskurse gehalten, bis ich nach insgesamt 49 Semestern Lehrtätigkeit bei einem bewegenden Festakt die „Fackel" an meine geliebten Schülerinnen und Schüler weiterreichen durfte. Danach stand ich noch bis Sommer 2013 in Perchtoldsdorf für kleinere Supervisions- und Selbsterfahrungsgruppen zur Verfügung. Ich konnte meine beruflichen Aktivitäten allesamt gut loslassen, denn:

Alles hat seinen Sinn in seiner Zeit
und braucht keine Fortsetzung,
um sinnvoll zu bleiben.

Ich konnte auch vieles andere loslassen: unser Häuschen mit Garten, weil es zu arbeitsaufwendig wurde, unser Auto, zahlreiche angesammelte Kunstgegenstände, meine Bibliothek und Souvenirs, die ich verschenkt habe. Es ist ein wahrer Genuss, zu besitzen, was man braucht, *und nicht viel mehr zu besitzen*, als man braucht. Einzig und allein im einfachen, anspruchslosen Leben bewahrt man sich die Energie für das Eigentliche und Wesentliche, weshalb ich jedem in vergleichbarer Lage raten möchte, sich beizeiten von unnötigem Ballast zu befreien.

Sightseeing-Tour in Dallas[68]

Wir Menschen haben die problematische Neigung, uns an Reichtum zu gewöhnen, auch an inneren Reichtum. Sobald Wertbezüge in unser Leben treten, zum Beispiel eine Partnerschaft, Freundschaft, Mutter- oder Vaterschaft, gewöhnen wir uns an unsere Lieben und gehen mit ihnen um, als wären sie Besitztümer, auf die wir einen Anspruch hätten. Allmählich merken wir kaum mehr, wie sehr jene Menschen, auf die unser Dasein bezogen ist, dieses intensivieren und uns beglücken. Oft holt erst der Abschied von ihnen ihre Werthaftigkeit in unser Bewusstsein zurück. Die Trauer setzt den Rotstift an und korrigiert sämtliche irrwitzigen Anspruchsideen. „Alles ist Leihgabe, alles ist Geschenk, das Leben als Ganzes ist ein Geschenk bis zum Tod", schreibt sie über unsere durchgestrichenen Besitztumsfantasien. „Doch siehe, du zählst zu den Beschenkten. Du warst jahrelang beschenkt. Ich bin der Preis, den du jetzt dafür zahlen musst. Je inniger deine Liebesbeziehungen waren, je froher du um sie warst, umso heftiger musst du jetzt weinen – über den großen Grund zur Freude, den du hattest!" So spricht die Trauer.

Auf einem wissenschaftlichen Kongress in Dallas nahm ich einmal an einer Sightseeing-Tour für Ausländer teil. Die Busrundfahrt führte entlang den prachtvollsten Gärten und teuersten Villen Amerikas. Der Busbegleiter, der neben mir saß, erläuterte

---

68 Elisabeth Lukas, „In der Trauer lebt die Liebe weiter", Kösel, München [6]2009, Seite 13-17.

jeweils die Dollarmillionenbeträge, die darin investiert worden waren. Als er uns mit enthusiastischer Begeisterung eine besonders prunkvolle Villa mit Dachrinnen aus purem Gold zeigte, erlaubte ich mir die lapidare Bemerkung: „Nun ja, es ist alles nur geliehen." Der Busbegleiter fuhr zusammen und blickte mich irritiert an: „You want to shock me?"

Ich hatte ihn wirklich nicht erschrecken wollen. Aber dass er so schockiert war, tat mir für ihn leid. Auch in seinem Leben wird noch der Rotstift angesetzt werden …

Reichtum beinhaltet nicht die Fülle dessen, was wir sowieso hinter uns zurücklassen müssen. Wahrer Reichtum ist erfülltes Leben – in Hingabe und in vielen wunderbaren Wertbezügen.

Meine Gegenwart

Ich lebe jetzt in einer Seniorenresidenz. Mir kommt zugute, dass ich mich bestens allein beschäftigen kann. Mir ist in meinem ganzen Leben noch niemals langweilig geworden. Insbesondere während der Lockdowns in der Pandemiezeit war dies ein großer Vorteil für mich. Mir kommt auch zugute, dass ich mit Großeltern aufgewachsen bin: Ich kann mit alten Leuten umgehen. Mir können die Mitbewohner/Mitbewohnerinnen hundertmal dieselbe Geschichte erzählen, das stört mich nicht. Mir können sie ihre großen und kleinen Wehwehchen klagen. Obwohl ich hier „anonym" bleiben will, verteile ich doch manches Trostwort, das sie gerne annehmen.

Die weiten Flugreisen habe ich eingestellt, nachdem ich noch zweimal nach Moskau geflogen bin, um an der Moskauer Universität zu unterrichten. Es war meine Revanche für die Ehrenprofessur, die mir dort verliehen worden ist. Trudeln bei mir Kongresseinladungen aus Brasilien oder Argentinien ein, weiche ich auf Videovorträge und -botschaften aus.

Ich habe Muße zum Bücherschreiben, Klavierspielen, Wandern und Schwimmen, zu Konzertbesuchen und zur Freundschaftspflege. Ehemalige Patienten/Patientinnen und Schüler/Schülerinnen von mir sorgen in rührender Anhänglichkeit für einen regen Briefwechsel und Telefonkontakt. Gelegentlich besuchen mich Regisseure vom Fernsehen oder Theater, Interviewer vom *Radiokolleg* oder vom *Auditorium Netzwerk*, um ein paar Anregungen aus meinen jahrzehntelangen Erfahrungen einzusammeln. Auch Alexander Vesely, der Enkelsohn von Viktor E. Frankl, tauscht gerne seine Gedanken mit mir aus. Die „Erlebniswerte", die so lange von den „schöpferischen Werten" in meinem Leben verdrängt worden sind, dürfen endlich in den Vordergrund treten. Zu erleben, dass mein bescheidenes Werk in besten Händen liegt und vielerorts kreativ fortgeführt wird, ja, dass von Heidi Schönfeld ein eigenes „Elisabeth-Lukas-Archiv" in Bamberg gegründet worden ist mit einer Akademie für originäre Logotherapie, die Ihresgleichen in der Welt sucht, ist wohl die exquisiteste Gabe meiner Glücksfee. Zusammenfassend kann ich im Rückblick auf acht Jahrzehnte nur staunend die Hände falten und andächtig für alles Danke sagen.

Und wie gestaltet sich mein Ausblick? Zweifellos werden mit fortschreitendem Alter Gelegenheiten zur Realisierung von „Einstellungswerten" (das bedeutet nach Frankl das tapfere Ertragen von Unannehmlichkeiten) auf mich zukommen. Doch ich bin frohgemut und zutiefst zufrieden. Dass mein Sohn und ich die letzten unserer Familie sind, stimmt mich nicht wehmütig. Hat doch mein Lehrer sehr weise resümiert:

„Aus all dem ersehen wir nur wieder einmal, dass *Leben niemals Selbstzweck*, dass *seine Fortpflanzung niemals sein eigener Sinn sein kann*; vielmehr erhält es seinen Sinn erst aus anderen, nicht biologischen Bezügen. Diese Bezüge stellen daher ein transzendentes Moment dar. Das Leben transzendiert sich selbst nicht in die ‚Länge' – im Sinne seiner eigenen Fortpflanzung –, sondern ‚in die Höhe' – indem es einen Sinn intendiert."[69]

Nun, dies zumindest kann ich ehrlichen Gewissens behaupten: *Ich habe etwas Sinnvolles intendiert*. Was daraus über mein Leben hinaus weiterwirken wird, darf ich vertrauensvoll in Gottes Hände legen.

69 Viktor E. Frankl, „Ärztliche Seelsorge", Seite 123.

Die Autorin, Univ.-Prof. h. c. Dr. phil. habil. Elisabeth Lukas, geboren 1942 in Wien, ist Schülerin von Prof. Dr. Dr. Viktor E. Frankl. Als Klinische Psychologin und approbierte Psychotherapeutin spezialisierte sie sich auf die praktische Anwendung der Logotherapie, die sie methodisch weiterentwickelte. Nach 13-jähriger Tätigkeit in deutschen Erziehungs-, Familien- und Lebensberatungsstellen (neun Jahre davon in leitender Position) übernahm sie 1986 die fachliche Leitung des von ihr und ihrem Ehemann gegründeten „Süddeutschen Instituts für Logotherapie GmbH" – einem gemeinnützigen Wissenschaftszentrum mit psychotherapeutischer Ambulanz – in Fürstenfeldbruck bei München, die sie 17 Jahre lang innehatte. Nach ihrer Rückkehr in die österreichische Heimat arbeitete sie fünf Jahre lang weiterhin als Hochschuldozentin (zuletzt als Lehrbeauftragte der Donau-Universität Krems) und war danach noch jahrelang als Lehrtherapeutin und Supervisorin beim österreichischen Logotherapie-Ausbildungsinstitut ABILE tätig.

Vorträge und Vorlesungen auf Einladung von mehr als 50 Universitäten im In- und Ausland (darunter länger andauernde Lehraufträge an den Universitäten München, Innsbruck und Wien) sowie Publikationen in 20 Sprachen machten sie international bekannt. Seit den 1980er-Jahren sind von ihr – inklusive der fremdsprachigen Übersetzungen – 170 Bücher erschienen. Ihr Werk ist mit der Ehrenmedaille der Santa Clara Universität in Kalifornien für „outstanding contributions in counseling psychology to the world community", mit dem Inspiritual Life Award (Network-Karriere) und mit dem großen Preis des Viktor-Frankl-Fonds der Stadt Wien ausgezeichnet worden. 2014 verlieh ihr die Universität Moskau eine Ehrenprofessur.

Mehr zu ihrem Leben und Werk unter:
www.elisabeth-lukas-archiv.de

ELISABETH LUKAS im Verlag Neue Stadt

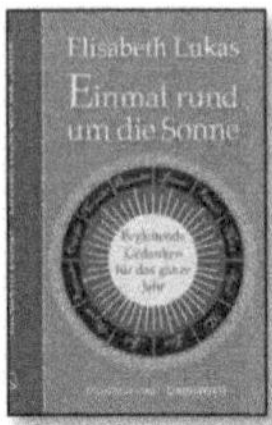

EINMAL RUND UM DIE SONNE
Begleitende Gedanken für das ganze Jahr
Zwölf Monate – zwölf Lebensthemen: die reiche Erfahrung von Elisabeth Lukas in exemplarischen Lebensgeschichten.
304 S., geb., ISBN 978-3-7346-1091-2

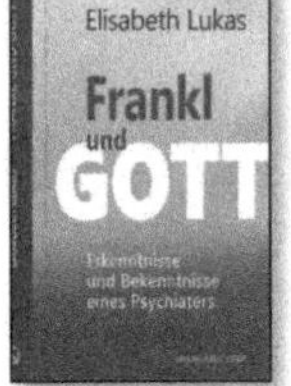

FRANKL UND GOTT
Erkenntnisse und Bekenntnisse eines Psychiaters
„Ein verlässliches Panorama ... – hervorragend gelungen!" (Bernhard Grom SJ)
192 S., geb., ISBN 978-3-7346-1183-4

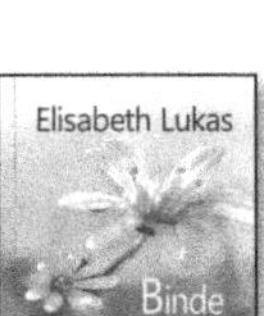

BINDE DEINEN KARREN AN EINEN STERN. Was uns im Leben weiterbringt
Hilfen, die vielfältigen Herausforderungen des Lebens zu bestehen.
160 S., geb., ISBN 978-3-7346-1269-5

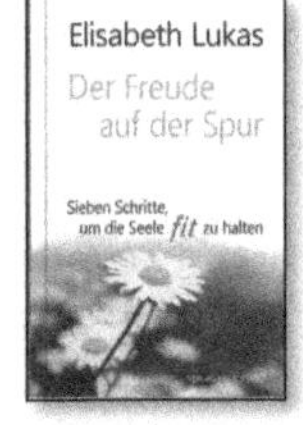

DER FREUDE AUF DER SPUR
Sieben Schritte, um die Seele fit zu halten
Weil eine tiefe Grundfreude lebenswichtig ist – für uns und für die Beziehungen, in denen wir leben. *160 S., geb., ISBN 978-3-7346-1234-3*

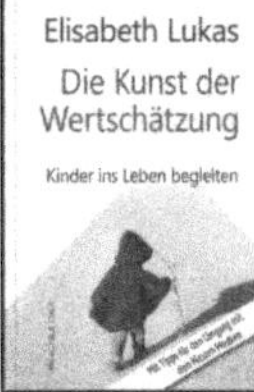

DIE KUNST DER WERTSCHÄTZUNG
Kinder ins Leben begleiten
Mit einem Gespräch mit Stefan Liesenfeld über die Herausforderungen im digitalen Zeitalter.
224 S., geb., ISBN 978-3-7346-1267-1

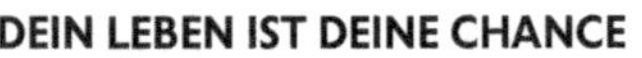

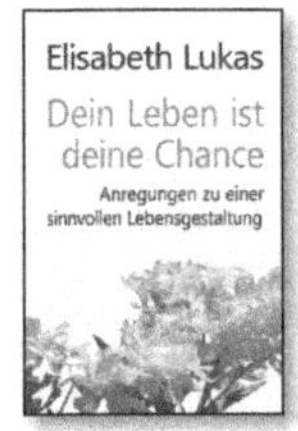

DEIN LEBEN IST DEINE CHANCE
Anregungen zu einer sinnvollen Lebensgestaltung. Kriterien für die Suche nach dem eigenen Weg – für Jung und Alt.
192 S., geb., ISBN 978-3-7346-1145-2

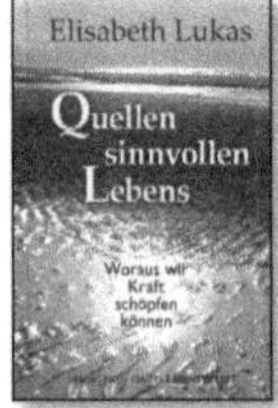

QUELLEN SINNVOLLEN LEBENS
Woraus wir Kraft schöpfen können
Kraftquellen entdecken: von der Philosophie über die Literatur bis hin zur Stille.
160 S., geb., ISBN 978-3-7346-1002-8

www.neuestadt.com

ELISABETH LUKAS im Verlag Neue Stadt

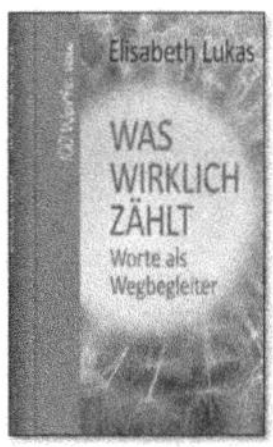

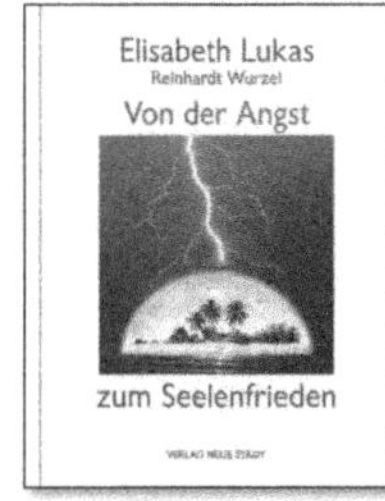

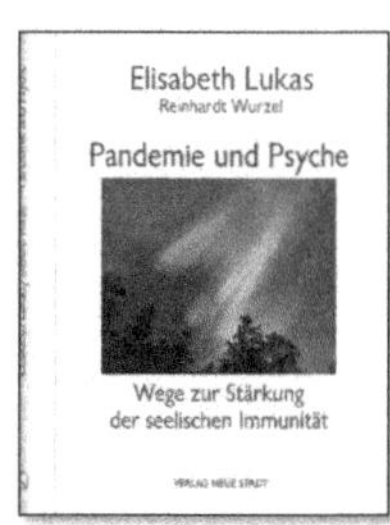

WAS WIRKLICH ZÄHLT. Worte als Wegbegleiter
Aus der Reihe »100 Worte«. Mit einer Einführung von Stefan Liesenfeld
120 Seiten, gebunden, ISBN 978-3-7346-1228-2

Mit Koautor Reinhardt Wurzel:

- **VON DER ANGST ZUM SEELENFRIEDEN**
  144 Seiten, gebunden, 15 Farbfotos, ISBN 978-3-7346-1203-9

- **PANDEMIE UND PSYCHE**
  Wege zur Stärkung der seelischen Immunität
  144 Seiten, gebunden, 20 Farbfotos, ISBN 978-3-7346-1246-6

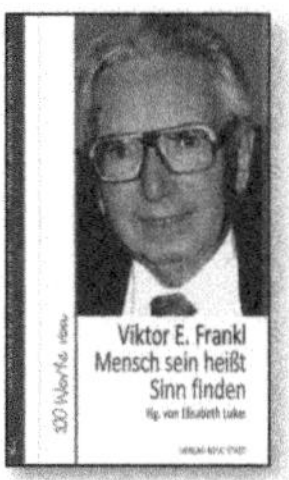

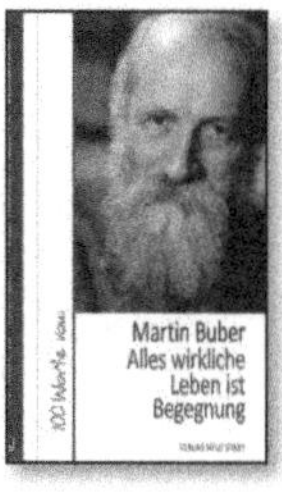

AUS DEM PROGRAMM DES VERLAGS NEUE STADT

Viktor E. Frankl, MENSCH SEIN HEISST SINN FINDEN
Hg. von Elisabeth Lukas. *Aus der Reihe »100 Worte«.*
120 Seiten, gebunden, ISBN 978-3-7346-1134-6

Martin Buber, ALLES WIRKLICHE LEBEN IST BEGEGNUNG
Hg. von Stefan Liesenfeld. *Aus der Reihe »100 Worte«.*
120 Seiten, gebunden, ISBN 978-3-7346-1132-2

www.neuestadt.com